MA MAISON GUÉRIE
PAR LA PIERRE

à Clara ...

son authentique démarche vers l'Essentiel, m'a incité à aller au plus profond de cette recherche.

AVANT PROPOS

Le fil ténu de la "Connaissance", provenant de la nuit des temps, s'est faufilé jusqu'à nous, grâce aux "gens de la terre".

Les paysans, nos arrières grands-pères, dépendant plus que d'autres de la nature, non seulement la respectaient, mais conservaient précieusement quelques miettes de cet immense savoir ancestral.

Ils savaient semer, récolter, tirer le vin en accord avec les lois lunaires... Ils savaient couper l'arbre lorsque la position du disque lunaire dans le ciel leur en indiquait le moment.

Ou encore ériger, en des lieux précis de nos campagnes, de petites constructions de pierres sèches (boris provençales), dans le but de protéger vibratoirement un champ, un coteau sur lesquels paissaient leurs troupeaux.

Ils savaient aussi orienter la construction de leurs maisons suivant les lois de l'énergie et placer leurs couches selon l'axe idéal pour bénéficier au maximum des bienfaits d'un repos profond ; ou encore rentrer les troupeaux pour la nuit en un lieu où ceux-ci ne seraient point perturbés dans leur sommeil par les énergies de la terre.

Mieux encore, ils savaient opportunément tirer une énergie "propre" des entrailles de la terre et s'en servir à bon escient.

Ils savaient mille autres choses encore qui rendaient leur rude vie plus facile.

En ce temps là, l'homme n'assemblait jamais deux blocs de pierre sans les positionner dans l'alignement respectif de leur **polarité,** *véritable sceau de l'énergie universelle.*

De toute cette infime parcelle du savoir ancestral, que nous reste-t-il aujourd'hui ?

Cette notion peut-être ! "orienter son lit dans le sens Nord/Sud". Mais cette notion ne relève-t-elle pas davantage d'une image conceptuelle que d'une conviction profonde pour "prouver que l'on sait" !

De plus est-ce une demande réelle ? si c'était le cas, la sollicitation auprès des bâtisseurs modernes ne serait-elle pas plus pressante ?

De l'immense brasier de ce savoir que l'on supposait à tout jamais éteint, quelques rares étincelles semblent se raviver sous un souffle nouveau.

On a même trouvé un mot pour ranimer la flamme, un mot que bien des dictionnaires ignorent encore :

Géobiologie, *prouvant ainsi que rien n'est jamais totalement perdu à qui veut savoir.*

Il a été question d'orientation Nord/Sud des lits en parallèle avec les méridiens terrestres, de la réalité scientifique de réseaux d'énergie mis en évidence par un médecin de notre siècle, de l'amplification en certains lieux d'une activité tellurique dangereuse.

Puis il apparut que la présence d'une faille ou d'un passage d'eau sous une habitation, pouvait en influencer la vie en surface.

On en a donc déduit qu'il ne fallait pas construire n'importe où... mais les bâtisseurs modernes sont ils ouverts à ces subtilités ?

Alors de multiples "remèdes" ont été envisagés pour rendre à la vie ses prérogatives.

Pour guérir, on a proposé des appareils, des schémas, des pensées, des paroles, de la chimie, de la physique etc... avec des résultats divers.

Les choses, les êtres, les idées ont fait leurs chemins...

A mon tour je voudrais ajouter une modeste pierre au monument de la recherche en ce domaine.

Dans cet ouvrage, je propose le rééquilibrage des lieux de vie, précisément avec ***La pierre,*** *en analogie avec l'acupuncture du corps humain, dans l'esprit et la lignée des mystérieux menhirs qui nous fascinent encore et toujours.*

"Si l'ÉTERNEL ne bâtit la maison, ceux qui la bâtissent travaillent en vain..."

Psaume 127

PROLOGUE

RÉFLEXION SUR DEUX ÉPOQUES DE CONSTRUCTION

20 h. Autoroute du sud.

L'homme transi, ne discerne plus vraiment la route. Happé par le flot des véhicules qui le précède, il suit en automate ces interminables perles de rubis devenant plus brillantes sous la pluie.

Son esprit est encore là-bas sur l'immense chantier qu'il construit, chantier triste, gris et impersonnel même sous le soleil, montagne de matériaux modernes sans vie, dépourvus d'énergie, qu'il a pour tâche d'assembler, de dresser en gratte-ciel modernes, carapaces sans âme, demeures sans amour de ce futur millénaire.

Les habitants de ces lieux, que deviendront-ils ? seront-ils suffisamment forts pour résister aux milles vibrations vagabondes et souvent pénibles de cet environnement moderne ?

Une dimension qu'il pressent, échappe à la réflexion de cet homme conscient.

Une idée subite, un flash dit-on aujourd'hui, vient un instant troubler ses pensées... Ces appartements identiques avec leurs couleurs, formes et volumes communs, ont-ils été conçus pour des humains sans ressenti, sans personnalité, sans espérance ?

Sur cette terre, chaque être a ses préférences et des goûts bien appropriés. Certains rêvent d'espace, d'autres d'horizon plus réduit !

Chacun n'a-t-il point besoin d'un volume à sa propre dimension ?

Alors pourquoi absolument "ranger" les gens dans des espaces communs, dans des tiroirs tous identiques ?

L'homme troublé face à cet avenir de béton ressent en son âme un manque de bonheur...

* * *

... Quelle est cette main musclée qui burine la pierre ?

Sous les coups répétés du lourd maillet de bois, le ciseau habilement guidé libère le minéral d'une gangue inutile.

Bientôt, des volutes précises iront de pierre en pierre dessiner cette arche mystérieuse d'où jaillira l'amour, selon cette mathématique de l'harmonie universelle : *la proportion dorée !*

Cet ample vaisseau de pierre élaboré suivant la Divine Proportion, inscrite dans chaque homme, fera naître chez les peuples à venir des sentiments d'harmonie, de perfection et d'équilibre, bases mêmes du sacré.

La cathédrale vit déjà, à travers le chant joyeux mille fois répété de ces tailleurs de pierre aux muscles d'acier, guidant leur outil avec la précision d'un horloger.

L'homme est en paix, car l'effort quotidien se confondant avec l'élan victorieux de son âme va le conduire vers les hauts sommets menant à Dieu.

L'homme se réjouit car il sait que chaque bloc de pierre, choisi pour sa force intérieure, le transcende et le nourrit d'une énergie divine.

Il sait aussi à quelle lune l'arbre dans la forêt pourra donner sa vie pour devenir éternel sous les voûtes de pierre.

Il sait qu'un jour, quand l'œuvre terminée aura imprimé à jamais sa dédicace renouvelant ainsi la création du monde, le peuple nombreux pourra venir se régénérer sous les arches immenses construites selon un plan divin pour tous les siècles à venir.

L'homme est pauvre dans sa robe de bure.
L'homme est riche de sa création !

Il a enfin créé sa propre demeure, aux dimensions qui sont les siennes, en un lieu qu'il a choisi. Car il sait qu'en cet endroit, la terre sera ***clémente*** pour lui et les siens.

L'homme est heureux !

Clémente cette terre ?

oui !

pour qui sait la déchiffrer

et vibrer avec elle.

* * *

Ouvrons un instant une fenêtre

sur notre monde, et écoutons

ce que nous porte le vent

des campagnes

* * *

LES GENS DE LA TERRE

Un charmant paysage de provence, étalé sur les pentes du lubéron...

- conversation entre deux paysans -

.... depuis que j'ai installé les mangeoires dans l'écurie contre le mur où les deux chevaux dormaient, j'ai l'impression qu'ils dépérissent. Ils sont excités, ils tapent le sol avec leurs sabots comme s'ils voulaient casser des cailloux. Ils rongent la barrière de la mangeoire, on dirait qu'ils se vengent de quelque chose.

- Ils sont pas vieux pourtant tes chevaux ! ils peuvent s'habituer.

- Ouais, ça fait bientôt deux mois, depuis le temps ils auraient dû se calmer, alors que ça s'amplifie, ils dorment même pas la nuit, je les entends taper. Ils touchent presque pas au foin !

- et ils travaillent encore ?

- ben ! justement, l'autre jour j'ai voulu labourer avec Noirot ! quand je lui ai mis le harnais, il était tout excité, jamais il était comme ça avant, et au plus on allait vers la ligne haute tension au plus il faisait des écarts, il a fallu que j'arrête.

- Ils deviennent électriques tes chevaux.

- Pourquoi tu dis ça ?

- Je sais pas, mais regarde bien ton écurie, tu les as rapprochés de la ligne haute tension qui passe au dessus de ton champ... ils n'aiment peut-être pas ça ! et puis, j'ai entendu dire que c'est pas bon pour les gens, alors pourquoi pas pour les animaux ? et y paraît même que les cultures poussent moins bien, quand une ligne haute tension passe au-dessus... !

* * *

Le vent qui passe sur les verts pâturages de montagne, a lui aussi une histoire à nous conter...

- des bergers devisent entre eux le soir autour d'un feu, alors que les troupeaux sont assoupis -

.... vous avez remarqué, sur le versant nord du côté du lieu dit "la cascade", le pâturage est toujours plus abondant, comme si les animaux n'allaient jamais en brouter l'herbe ! je vais y aller demain.

- Ca servira à rien ! elles voudront pas y rester brouter tes bêtes !

- Comment tu peux savoir ça toi ? tu y vas jamais là-haut !

- Justement, parce que je sais que ça sert à rien ! tu es jeune toi encore, tu verras bien.

- Eh pourquoi ?

- Écoute ! une année j'ai fait comme toi. Je trouvais que c'était dommage de pas profiter de cette herbe grasse et drue de la montagne, alors j'y ai emmené mon troupeau, mais les bêtes ont pas voulu rester là.

- Et, qu'est-ce-que tu as fait ?

- J'ai fait un clos, tout autour de l'herbe grasse, j'ai mis le troupeau.

- Et alors ?

- Et bien aucune bête n'a voulu brouter, par moments elles se précipitaient sur les barrières comme si elles avaient les loups aux trousses, elles ont fait péter l'enclos. Y en a même une qui est tombée dans le ravin sous la poussée des autres.

- Y avait un repère de loups ?

- Non, j'ai inspecté tout le coin, il y a rien. J'ai voulu refaire l'expérience avec seulement quelques bêtes, ça a été pareil.

- Alors qu'est ce qui se passe ?

- On sait pas trop, j'ai fait venir Mathurin le sourcier, et il a dit que le sol est pas bon, de l'eau passe en profondeur et ça perturbe la terre ; et il a dit qu'il y a sûrement autre chose..

- Quoi ?

- Des grottes bouchées peut-être et avec l'eau ça s'ajoute qu'il a dit ! les animaux sentent que c'est pas bon pour eux là-haut ! ... et ils veulent tous fuir.

* * *

écoutons encore une histoire portée par la brise Normande ...

.... Dis donc Sylvain ! tu as une sacré chance avec tes pommiers, ils sont penchés à 45°, pour ramasser tes pommes tu as pas besoin d'échelle !

- Ouais, marre toi, ils sont penchés, mais des pommes il y en a pas beaucoup à ramasser, à peine le quart de la normale, et elles sont pas juteuses. Je sais pas ce qu'il y a, pourtant je fais ce qu'il faut.

- C'est bizarre, de l'autre côté de ton terrain, ils sont penchés aussi, sauf quelques-uns, mais dans tous les sens.

- Pourtant, il y a trente ans je les ai tous plantés droit, j'avais pas bu ! mais de suite ils ont poussés de travers, comme s'ils voulaient fuir quelque chose.

- Les miens sont droits, pourtant mon champ est pas loin du tien !

- Du temps du grand père, les arbres qui poussaient là, étaient tous droits et magnifiques, ils donnaient des fruits excellents.

- Comment tu expliques ça ?

- Ah si je savais ! on m'a bien donné un semblant de raison à la chambre d'agriculture. On m'a expliqué que depuis le tremblement de terre qu'il y a eu, il y a bien quarante ans...

- Oh même plus ! je me souviens on était tout gamin ça fait bien un demi-siècle !

- Ouais, peut-être, eh bien le terrain à ce qu'il parait, il a été modifié et en des endroits dans le sous sol, il y a des cassures du rocher qui sont apparues après ça, des failles qu'ils disent, et qui laissent passer des ondes qui empêchent les cultures de pousser comme il faut. Et puis il paraît que c'est pas bon pour les gens non plus.

- Et alors qu'est-ce que tu peux faire ?

- Il paraît que ça peu être arrangé.......

INTRODUCTION

Les gens de la terre savent encore poser un regard interrogateur sur le comportement inhabituel de leurs animaux. Ils se donnent le temps d'observer la nature et d'y déceler les anomalies dans sa vie la plus discrète.

Qu'en est-il aujourd'hui de la sensibilité de l'homme en général par rapport à son lieu de vie ?

*

J'aimerais par cet ouvrage inciter à la "re-connaissance" de la terre, et surtout, inviter le lecteur à porter un autre regard sur les raisons de notre mal être...

Certains traînent depuis longtemps une maladie difficile à cerner, résistante à toute thérapie... ou acceptent une vie toute "grise", que rien pourtant ne justifie...

D'autres, atteints d'un mal soi-disant inexorable, se croient le jouet d'une fatalité, ou d'un mauvais coup du sort...

Pour d'autres, la vie n'est que fatigue et l'action rime trop naturellement avec volonté...

Et qu'en est-il de tous les insomniaques aux réveils monotones, ayant pour seul recours la chimie journalière, et de tous les "épuisés du travail" stationnant un tiers de leur vie sur leur lieu d'activité..?

Plutôt que de se laisser aller à une morosité chronique, ont-ils songé un jour à se poser une question si étrange soit-elle, mais essentielle ! :

Est-ce que ma fatigue, ma maladie n'ont-elles pas pris naissance dans **"l'endroit où je vis ? - dans l'endroit où je travaille"** ?

ou encore :
après tout, n'est-ce pas la faute de... **"ma maison"** ?

Question insolite je vous l'accorde, mais pourquoi ne pas envisager une "autre" dimension à sa propre souffrance ?
Pourquoi ne pas "soigner" un lieu pour guérir soi-même ?

Pour une fois, pourquoi ne pas "imputer" à l'invisible nos propres maux ?

Vous allez découvrir tout au long de cette lecture, qu'après tout.... c'est possible !

Ainsi :

Cet enfant de quatre ans, souffrant d'otites chroniques depuis sa naissance, n'avait de sa petite enfance qu'une image bien douloureuse.
Ses parents, ouverts à toute thérapie, s'avouaient presque vaincus jusqu'au jour où ils eurent connaissance de la "géobiologie"...
Leur maison posée sur un terrain en déséquilibre cosmo-tellurique donnait à ce lieu une ambiance vibratoire néfaste pour la santé de l'enfant, dont la tête de lit était posée sur un croisement du réseau "Hartman" (voir explication plus loin).

Ce lieu fut rééquilibré avec une pierre, selon la méthode de "l'acupuncture de la terre".

Quelques jours après, l'otite se calma et disparut définitivement un mois plus tard. De plus, les parents furent libérés d'une insomnie persistant depuis leur emménagement dans cette maison.

*

Et cet homme dans la montagne, luttant depuis longtemps contre un diabète, vit celui-ci s'atténuer de façon notable sans modifier quoi que ce soit à son traitement. Sa femme insomniaque depuis de très nombreuses années retrouva un sommeil profond dès le rééquilibrage de leur maison par la "pierre" *.

*

Et ces magnifiques poissons exotiques, dépourvus de toute influence suggestive, qui mouraient tous les jours d'un mal mystérieux dans l'immense aquarium d'un immeuble parisien... !

Le rééquilibrage du lieu suffit pour endiguer l'hécatombe et les folles dépenses du propriétaire, renouvelant chaque semaine les poissons disparus !

Je propose tout au long de cette lecture un rapide tour d'horizon sur un vaste sujet dont le sens étymologique à lui seul, divise les esprits :

GÉO : terre - BIOLOGIE : science de la vie !

En effet, la terre possède-t-elle une vie qui lui est propre ?

* Nota : Cette pierre posée dans une région de montagne particulièrement enneigée en hiver, a la particularité de faire fondre la neige qui tend à la recouvrir. Cette singularité a été signalée par plusieurs personnes du village.

influence-t-elle la nôtre en *bien* ou en *mal* ?

Autrement dit, *un lieu peut-il réellement influencer notre santé, notre comportement ?*

LA GÉOBIOLOGIE RÉPOND PAR L'AFFIRMATIVE !

Réalité ?... déraison ?...

pourtant... !

Qui n'a ressenti au moins une fois dans sa vie une impression de "mal être" en vivant dans tel ou tel lieu !
ou au contraire, une réelle sensation d'apaisement ! bien au-delà de l'ambiance décorative ou des affinités avec les occupants.

Qui n'a entendu évoquer une succession de maladies graves et répétitives dans une même maison et de plus concernant des personnes sans lien d'hérédité ?

- Ou constaté l'évolution d'un état pathologique sérieux, malgré les meilleurs traitements possibles ?

- Ou encore vu tel cheptel s'étioler, ou tel terrain rester improductif malgré la compétence et le "savoir faire" ?

La Géobiologie peut apporter bien des réponses face à ces faits troublants.
Un lieu néfaste nous rend toujours plus réceptif à toutes les énergies négatives. Certes, il est toujours possible avec le concours d'une grande force positive propre à chacun de s'élever au-dessus des forces lourdes et pesantes d'un tellurisme oppressant. Mais il n'est pas toujours facile de s'envoler tel "Jonathan le goëland".

La géobiologie nous aide à nous libérer du carcan tellurique et à nous sentir plus léger pour affronter les vicissitudes de la vie.
C'est donc une liberté de choix et de décision que la

géobiologie propose à l'homme, liberté d'être en syntonie avec les forces premières de Vie, avec un équilibre cosmo-tellurique retrouvé, réel équilibre de l'énergie vitale.

* * *

Je me souviens d'un bébé insomniaque, prisonnier de son berceau.

Laissé à lui-même, il était retrouvé chaque matin, recroquevillé tout au fond de sa couche. La mère croyant bien faire, s'obstinait à remettre l'enfant au centre du berceau ; mais celui-ci reprenait bien vite sa place inconfortable.

La mère ignorait que le berceau était posé sur un sol en déséquilibre cosmo-tellurique et sur un croisement du réseau "H". Ce point émettait une permanence d'ondes destructurantes ressenties par l'enfant. Ce dernier à la recherche d'un espace de paix, se retranchait instinctivement dans le coin le moins pollué par les forces telluriques.

Le berceau fût déplacé hors des réseaux magnétiques en attendant le rééquilibrage de la maison. Plus tard l'enfant retrouva le sommeil et une position normale sur sa couche.

La mère avait perçu l'appel vital de son enfant.

Voilà un bel exemple de l'acuité du sixième sens qui nous est donné à la naissance.

... Le Dr. Milan Ryzl dit : *"la perception extrasensorielle peut se révéler le don le plus précieux que nous aurons découvert au seuil du conscient"*...

Cette perception qui nous offre la liberté d'accorder notre rythme biologique à celui de la terre, de choisir "la demeure du vivant", est une des vibrations significative de l'ère du Verseau qui commence.

Cette ère teintée de liberté spirituelle, semble se détacher progressivement du monde matérialiste de l'ère des Poissons qui s'achève.

Les vibrations cosmiques de cette ère des Poissons, régies par le système décimal à fréquence numérique, ont favorisé l'expression d'un monde à tendance matérialiste, d'où ces crises persistantes qui ont marqué notre société :

- puissances économiques en conflits permanents.
- pouvoir outrancier de l'argent.
- exploitation de l'homme par l'homme.
- matérialisme forcené etc...

D'autres ères avant celles des Poissons, à fréquence numérique, furent vibratoirement défavorisées (ère de la Balance, du Cancer) et engendrèrent aussi un monde matérialiste.

L'ère nouvelle qui s'annonce a une fréquence vibratoire basée sur le nombre d'Or. Telles le furent les ères de la Vierge, du Lion et plus proches de nous, si l'on peut dire, juste avant l'ère des Poissons, les ères des Gémeaux, du Taureau et du Bélier. Cette dernière est à l'origine de la civilisation Égyptienne dont les vestiges (pyramides et l'énigmatique Sphinx, pour ne citer que les plus connus) témoignent de la grandeur de ce passé.

Les pyramides, véritables capteurs de champs de force cosmo-tellurique, servirent entre autre à maîtriser ces énergies et à faire progresser l'évolution de toute vie sur terre.

A l'aube de l'ère des Poissons, ces fabuleuses constructions cessèrent d'émettre.

Depuis 2000 ans les pyramides n'ont été qu'amoncellement de blocs de pierre figés dans l'attente de fréquences vibratoires susceptibles de les faire revivre.

Avec l'ouverture de l'ère du Verseau (mars 83) et sa fréquence oscillatoire en rapport avec le nombre d'Or, les pyramides ont recommencé à vibrer

Que promettent ces énergies fréquentielles rapportées par les sables d'or des bords du Nil... certainement de meilleurs états vibratoires que ceux des pâles copies pyramidales de cette fin du 20e siècle, posées sans souci aucun de l'orientation, ni du réel point d'implantation... mais qui sait ! avec peut-être l'arrière pensée qu'ont certains apprentis sorciers de notre époque, de vouloir manipuler à leur profit de nobles énergies d'origine spirituelle provenant d'une autre éternité.

A la lointaine époque des pyramides, Chéops, mystérieuse entre toutes, fût un lieu initiatique.

Ainsi, la pyramide offrait à l'homme choisi la capacité de mourir symboliquement. Après une laborieuse et dangereuse progression au péril de sa vie, à travers l'étroit dédale d'obscurs boyaux de terre, il renaissait grandi, ennobli, délivré au cœur même de la construction magique, dans le minuscule sarcophage de la chambre du roi, ultime réceptacle des forces de vie.

* *

L'évolution de l'homme et son adaptation à cette ère qui commence, devra nécessairement passer par le développement de perceptions nouvelles.

La fréquence vibratoire beaucoup plus élevée de cette ère, va favoriser l'élévation du niveau spirituel des êtres. Pour certains cela ne se fera pas sans souffrances, car il est demandé à chacun une prise de conscience s'avérant parfois douloureuse, en fonction de son propre vécu.

Adoptons malgré tout, une attitude bienveillante pour l'homme qui, recevant à son insu ces vibrations nouvelles à travers les multiples cellules de son corps, répond à cet appel inconnu en un langage forcément limité.

Ainsi, sans raison précise, il érige maladroitement sur le bord des routes, sur le toit des hôtels ou des maisons, des formes pyramidales. Il façonne des flacons de parfum, de nombreux articles ménagers ayant la forme d'une pyramide.

Cette forme qu'il a longtemps ignorée et même rejetée, semble à présent le séduire à tel point qu'il en fait souvent son emblème.

Attendrissons nous néanmoins face à cet acte apparemment puéril, mais respectons cette perception non mécaniste des sens, qui nous fait comprendre que 2000 ans après, l'instinct de l'homme est toujours prêt à s'éveiller à un monde nouveau.

Toutefois, restons prudents face aux interprétations erronées et parfois dangereuses de certains qui se croient soudainement investis d'un illusoire pouvoir de guide spirituel.

LA RADIESTHÉSIE

L'homme est ainsi fait qu'il anticipe très souvent sur le présent. La connaissance du futur l'a toujours fasciné et il l'a toujours vécue comme un exutoire à sa détresse. Cela explique l'aura du "devin" de toute civilisation.

La diversité des moyens employés pour la lecture de ce futur n'a d'égal que l'espérance toujours renouvelée de l'homme, à qui l'on proposait l'observation des astres et des éléments de la nature, ou les pouvoirs talismaniques des runes, les transes chamaniques ou encore l'interprétation symbolique des rêves, oracles et prophéties jaillis du fond de l'univers.

A présent une technologie de pointe permet de décrypter à plus ou moins long terme, des séquences du futur. (en matière de météo surtout)

Mais il faut bien reconnaître que notre technologie avant-gardiste se trouve aux antipodes du ressenti humain. Aussi il n'est pas rare que l'annonce d'un événement futur par le simple décodage du "soi" intérieur, prête encore à sourire.

Pourtant si nous existons à ce jour, c'est bien grâce à la capacité d'adaptation à son milieu naturel qu'avait notre lointain ancêtre des cavernes.

Lui sût prévoir les événements par l'observation, bien sûr ! mais surtout grâce à un juste exercice de sa pensé qu'il utilisa d'une manière instinctive pour appréhender l'invisible... *la radiesthésie était née !*

La branche de coudrier lui permit très vite de savoir où creuser pour trouver l'eau vitale, puis son instinct animal l'informa du meilleur terrain de chasse à prospecter.

Enfin lorsqu'il cessa son errance pour se fixer et fonder un foyer, il exerça une sensibilité particulière pour découvrir le meilleur endroit pour vivre.

Si le sol n'était pas en harmonie avec ses sens éveillés... il le modifiait, jusqu'à ce que les vibrations de la terre soient au diapason des siennes...

La géobiologie venait de naître à son tour !

Depuis cette époque originelle, l'art radiesthésique a conservé son intégrité.

La science, fort heureusement, a toujours réfuté cette partie d'elle-même. Celui qui de nos jours s'adonne à la pratique de la radiesthésie, peut exercer cet art sans a priori scientifique qui l'eût inévitablement amputé d'une part de vérité.

Le sourcier d'antan assurait la continuité de la vie : "l'eau" passait par lui. Il en était vénéré.

Aujourd'hui dans l'esprit de bien des gens c'est l'amalgame total entre radiesthésie, astrologie, magie, supercherie etc...

Des débats télévisés opposent des gens simples compétents et représentatifs de cet art vieux comme le monde, face à des érudits de tout poil, à la verve vindicative ne jurant que par la permanence de la froide reproductibilité.

Mais curieusement sous le couvert une vie discrète existe... On fait toujours appel au sourcier lorsque la technologie n'a pu déceler la moindre nappe d'eau... On consulte en cachette le "guérisseur"... On court chez celui qui "éteint le feu", lorsque la brûlure est trop forte ! Même les grands de ce monde consultent en catimini... voyantes, astrologues, guérisseurs, radiesthésistes, cartomanciens...

Alors pourquoi la radiesthésie dérange-t-elle à ce point ?... y a-t-il un tel sentiment d'envie d'accession à cet art chez ceux qui le réprouvent ?

Mais en fait, de quoi s'agit-il au juste ?

Tout simplement d'entrer en contact avec une information faite d'énergie vibratoire et non de matière.

Cette information est partout, à tout instant, à la portée de tout homme, qui se sera exercé à un sixième sens. Celui-là pourra appréhender le monde de l'invisible, le monde de l'information ! (trouver le rayonnement d'un point d'eau, la qualité vibratoire d'un lieu, ou encore la trace d'un disparu etc..).

A travers ces exemples, on comprend aisément que le radiesthésiste se met en contact avec une réalité existante (eau, faille, être vivant) émettant une vibration spécifique à sa nature.

Mais, il est une autre radiesthésie plus subtile, celle qui permet de connaître une séquence du futur ! (prédire le temps qu'il fera tel ou tel jour, trouver la meilleure solution à un problème donné etc... etc...), de lire en quelque sorte une page non encore écrite !

Les rationalistes vont bondir et pourtant !...

Dans ce domaine, tenter d'être clair n'est pas chose aisée. Les conclusions d'éminents scientifiques, dont les découvertes les plus récentes de la physique nouvelle rejoignent la sphère de l'intuition métaphysique, vont sans doute nous éclairer.

Avec la théorie quantique une logique de l'étrange est apparue. Les interprétations de l'univers que sont l'objectivité (qualité de ce qui existe en dehors de l'esprit) et le déterminisme (caractère d'un ordre nécessaire de faits répondant au principe de causalité -rapport de cause à effet-), ne peuvent être maintenus.

Dés lors la simple vision matérialiste du monde s'efface et un monde totalement inconnu s'offre à nous.

Dans ces conditions, toute négation du monde subtil de la perception des ondes vibratoires par la pensée devient puérile et les portes s'ouvrent enfin devant une approche rationnelle de ce monde, à priori, irrationnel.

Mais la radiesthésie ! comment ça marche ?...

L'unique vision d'un monde matérialiste interdisait jusque là tout échappatoire à l'intuition ou au ressenti de l'homme. Curieusement les dernières découvertes de cette "nouvelle physique" de l'univers, permettent à présent de pressentir une vérité toute simple concernant la radiesthésie.

En simplifiant à l'extrême, on peut affirmer que la simple concentration de la pensée dirigée sur une demande précise, permet d'aller en chercher la réponse, en un lieu où tout existe, ceci dans l'instant !

Pour faire un peu de lumière sur cette affirmation, il faut remonter bien loin dans le temps à l'origine de l'univers, afin de mettre en évidence les deux toutes premières énergies de la création ; énergies présentes à tout instant, en toute chose et en toute vie.

Ces deux énergies fondamentales sont : la PENSÉE et la POLARITÉ.

Avant la création de l'univers, avant le big-bang initial, il y eût un créateur (fait scientifiquement admis à présent). Le créateur eût la ***pensée*** de créer l'univers... celui-ci exista.

La PENSÉE fût la toute première énergie créatrice de l'univers !

La PENSÉE-information devint ***énergie créatrice.***

Mais cette énergie serait resté figée à l'état de projet si dans le même temps une 2e ***énergie dynamique,*** découlant nécessairement de la première, n'était apparue.

Cette dynamique fût la POLARITÉ

La POLARITÉ transforma cette énergie créatrice en ***énergie matière***

Ce fût le BIG - BANG.

Dès lors l'expansion de l'univers se produisit !

La théorie quantique démontre que si nous transférons assez d'énergie dans un espace vide, de la matière peut émerger de ce vide.

La polarité est présente au cœur de toute structure.

Sans elle aucune manifestation de la vie n'est possible.

Elle est le fondement même de la vie, l'essence de l'énergie, du mouvement.

C'est la polarité qui est la cause de l'éloignement permanent des galaxies les unes des autres, depuis le big-bang initial.

La loi de polarité régit toutes structures dans l'univers... Sauf LA PENSÉE !

Le principe de polarité existe en toute chose et permet de différencier chaque pôle (+) et (-) d'une unité, que ce soit un noyau d'atome, une cellule du tissu humain, un brin d'herbe, une pierre, une planète ou une galaxie.

Les polarités opposées, selon le principe du (plus) et (moins), créent un mouvement dynamique favorisant la libre circulation de l'énergie d'une structure à l'autre.

Suite aux fabuleuses avancées de la physique moderne, on peut à présent avancer l'hypothèse de l'existence de (trois univers), se différenciant d'après la vitesse des différentes classes de particules qui en sont les vecteurs.

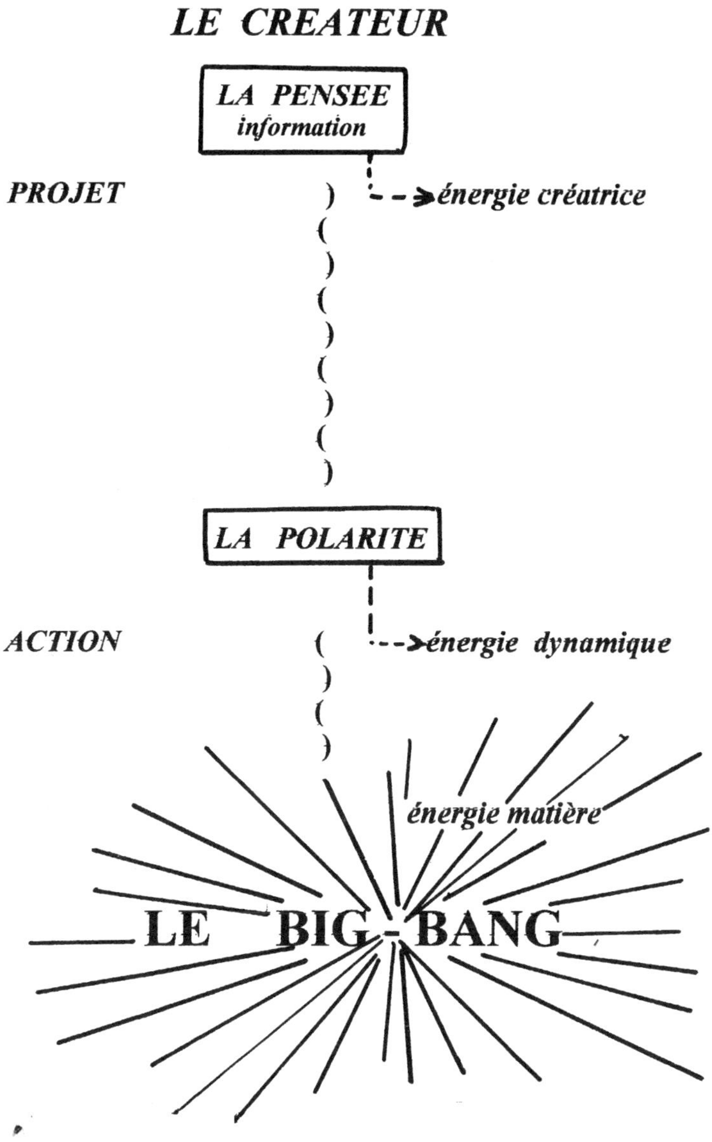

Les deux énergies fondamentales.

Les BRADYONS
vecteurs de notre univers habituel. Particules se déplaçant toujours moins vite que la lumière (comme les protons, les électrons).

Les LUXONS
où l'on trouve le photon qui est la particule de la lumière et le neutrino, particule mystérieuse à masse nulle ou très faible, se déplaçant à la vitesse de la lumière (300.000 km/sec) et définissant jusque dans les années 60, un mur infranchissable.

Déjà en 1900, le physicien allemand Max Planck avait mis en évidence cette barrière infranchissable appelée "mur de Planck" ou "temps de Planck".

Les physiciens peuvent remonter dans le temps aux premiers instants de l'univers, soit à une valeur de 10^{-43} secondes, définissant le "mur de Planck".

Mais la science n'avait jamais pu définir ce qui se passait derrière ce mur.

De nos jours certains développements mathématiques montrent qu'une théorie de relativité, pourrait s'appliquer à des particules ayant des vitesses relatives, supérieures à celles de la lumière. On est en mesure d'affirmer aujourd'hui avec le professeur Dutheil, qu'il existe une autre matière, et que cette matière est dotée de propriétés différentes de tout ce que nous connaissons.

Les TACHYONS
Vecteurs aux propriétés étranges de cet autre univers inconnu jusque là et dont la vitesse est infinie, où le temps est vécu et devient spatial. On peut avancer que cet univers est le domaine du divin.

En fait c'est un univers particulier où le temps n'a plus ni passé, ni présent, ni futur tels que nous les concevons. Dans cet univers tous les événements existent instantanément. Il y a pérennité totale (état de ce qui dure toujours) d'un tel champ d'énergie.

Cet univers "tachyonique" a été dénommé "univers super-lumineux" par le professeur Dutheil, en opposition à notre univers "sous lumineux".

Ces deux univers sont séparés par un mur, infranchissable à aucune particule (mur de Planck). Mais il semble que seule la conscience de l'homme a la capacité de franchir ce mur de la lumière dans les deux sens, du monde sous-lumineux au monde super-lumineux et inversement.

Conscience de l'homme qui, selon le professeur Dutheil, serait formée de matière super-lumineuse, d'un champ de matière tachyonique, de particules super-lumineuses situées au delà du mur de la lumière et associées à un espace-temps dont les propriétés spatio-temporelles sont radicalement différentes de celles que nous connaissons.

Par ailleurs il semble évident que seule notre pensée à la capacité de diriger notre conscience.

Dès lors, tout nous apparaît plus simple : la pensée du radiesthésiste subtilement dirigée sur sa conscience ira chercher l'information dans ce monde complexe où *tout* existe : passé, présent, futur.

En résumé, le lecteur l'aura compris, le géobiologue n'a pour tout instrument d'investigation que la radiesthésie et... sa pensée !

L'acte radiesthésiste reste à la portée de tout un chacun, ce n'est ni un don, ni un mystère.

Renier sa pratique est se renier soi-même.

Nos lointains ancêtres avaient la capacité de réellement vivre en parfaite harmonie avec la nature. Ils le faisaient à travers l'acte radiesthésiste qui faisait partie intégrante de leur vie.

Les accessoires dont se sert le géobiologue : pendules, baguettes, lobe-antenne, abaques, pour ne citer que les principaux, ne représentent, somme toute, que “l’aiguille se déplaçant sur un cadran”.

Ces simples instruments servent à matérialiser l’information que la conscience, guidée par la pensée du radiesthésiste, aura recueillie dans l’univers des tachyons, et transmise par le biais des muscles lisses au mouvement de l’instrument

Cet exposé m’a inspiré une réflexion d’un ordre plus métaphysique.

Le **monde des tachyons**, monde du temps infini, n’est-il pas la mémoire de l’univers depuis sa création ?

ne représente-t-il pas une complémentarité : l’***Origine*** et l’***Accomplissement*** des temps ?

Si l’on considère la réalité de ce monde unique, domaine de la **conscience**, dès lors les suppositions les plus audacieuses sont permises.

Ne pourrait-on admettre, au vu des témoignages de tous ceux qui sont allés aux ultimes barrières de la vie, que le monde des tachyons existe réellement ?

N’ont-ils pas ressenti, en cet espace spatio-temporel où réside peut-être la véritable liberté de l’homme, l’appel d’une lumière blanche éblouissante, empreinte d’amour absolu ?

N’est-ce-pas, là, le tunnel qui mène à ce monde infini ?

N’entend-on pas dire encore par ces mêmes personnes, qu’elles ont en quelques secondes repassé le film de leur vie.

Ne peut-on penser que ces êtres ont été en relation avec ce monde supraluminique ?

N’est-il pas là, le domaine du Divin ?

* * *

LE CREATEUR

MONDE SUPERLUMINEUX

Temps spatial

Monde des ***TACHYONS***

réservoir permanent de toute connaissance
vitesse infinie

passé - présent - avenir

~~~~~~

300.000 km/s ***les*** ***LUXONS***

particules de lumières les PHOTONS
particules à masse nulle les neutrinos

~~~~~~

Mur de *Planck*

NOTRE UNIVERS SOUS~LUMINEUX

les ***BRADYONS***

Les Trois univers.

LA POLLUTION

Comme toute science s'inscrivant dans le sens de la vie, la Géobiologie ne peut passer sous silence ce grand échec de l'évolution de l'homme : *la pollution.*

Point n'est besoin d'enfoncer le clou des récriminations, cela n'aurait pour conséquence que de charger encore l'humanité du poids de ses fautes et d'en alourdir sa conscience.

Est-il utile de disserter à nouveau sur cette réalité qui de toute évidence, est la rançon de cette immense avancée technologique élaborée par le cerveau de l'homme, surtout durant ce dernier siècle ?

Il est toutefois regrettable que la notion de pollution n'ait été davantage le centre de toute réflexion de l'homme, avant chacune de ses créations.

Je me bornerai à rappeler certaines évidences des plus regrettables.

- **L'air** ... qui empoisonne nos cellules jusqu'aux échanges les plus intimes, obligeant notre physiologie à s'équilibrer dans la pathologie.

- **L'eau** ... altérée, souillée, véhicule et reflet de toute vie dont on se rendra compte peut-être un jour, qu'en sa mémoire est inscrite, pourquoi pas ! l'histoire de nos erreurs et de nos misères.

- **Le bruit** ... insupportable dans la vie de tous les jours, paré de mille facettes ensorcelantes qui nous abasourdit toujours davantage et nous prive de cette écoute tellement plus subtile : le silence !

- **Nos constructions** ... curieux assemblage de matières inertes, en complète anarchie avec les lois de l'harmonie universelle de construction, mathématiquement définies (nombre d'or*). Véritables “prisons” où l'énergie cosmique ne peut pénétrer, élaborées pour ne durer qu'une vie, nôtre vie, bien souvent menacée par l'ambiance électrique de plus en plus stressante.

Immenses blocs de béton, édifiés sur des sols dont on ignore s'ils sont aptes à générer la vie, et dont le seul but est “d'engranger” un maximum d'êtres humains.

- **Notre nourriture** ... En ce domaine le paroxysme est atteint.

Non contents d'“irradier” nos aliments afin de vendre du... “paraître”, il serait question de nous faire ingérer nos propres matières, prétextant que des quantités non négligeables de protéines s'y trouvent, et de nous les présenter colorées, parfumées afin de ressembler à s'y méprendre à de succulents beefsteacks !!

Cela, peut-être en réponse à ce que l'on fait subir aux pauvres ruminants... herbivores depuis toujours à qui on propose de ruminer de la viande, de quoi rendre folle la planète toute entière !

Est-ce encore la pollution (mentale celle-ci) qui a faussé la saine réflexion de l'homme au point de substituer à son concept créatif, une simple notion de profit ?

- Autrefois, dit-on, tout était fait pour durer. Le bois était coupé à l'époque nécessaire pour assurer sa pérennité.

Les maisons étaient conçues de manière à abriter plusieurs générations d'êtres humains.

Les vêtements, rares, devaient résister à l'usure.

Chaque machine, chaque accessoire, avait un reflet d'éternité.....

Cité pour mémoire, un objet d'un autre temps retrouvé en mes tiroirs : une simple ampoule électrique fragile, rescapée de plusieurs déménagements, témoin de ma naissance voilà plus d'un demi-siècle... elle éclaire encore ce monde étrange d'une chaude lumière orangée ! Étonnant non ?

Autrefois encore, dans les champs sous le chaud soleil de juillet, les confortables meules de foin servaient d'abri aux ébats amoureux !

Aujourd'hui, l'agriculture façonne aussi la paille à l'image des temps modernes, en des formes géométriques bien loin de la poésie d'antan !

Une réelle nostalgie du passé se manifeste lorsque, aux aléas d'une randonnée, il nous arrive de passer une soirée à la campagne devant un feu de ces cheminées anciennes, et que le hasard aidant, une panne d'électricité remettent à l'honneur les bonnes vieilles bougies d'autrefois.

Alors, dans cette bouffée d'une autre époque, les amitiés renaissent, les conversations s'animent, les personnalités s'expriment..

Quel contraste avec les soirées T.V. à l'ambiance surchauffée, à l'éclairage halogène, où la conversation tarie intensifie l'absence de l'autre, assis là, tout près de soi !

Pollution encore ?

Pollution ! le “maître mot” de notre époque, leit-motiv devenu prétexte à notre inertie.

Mais il est vrai que...

- revenir en arrière est impossible, le monde et les hommes vont de l'avant ; ils sont faits pour ça !
- dépolluer notre planète avec une couche d'ozone défaillante, est une gageure !
- ne plus polluer paraît invraisemblable.

L'homme semble perdre tout contrôle de la pollution qu'il a engendrée. Il sait qu'à plus ou moins longue échéance, celle-ci peut l'anéantir.

Toutefois il est une pollution, qui à mon avis peut être évitée, ou supprimée selon le cas... une pollution que l'homme ne sait plus maîtriser, car il en a perdu la connaissance.

Pollution première, invisible celle-là... mais déroutante, mystérieuse, dérangeante, agressive, et qui parfois porte atteinte à la vie.

Pollution, cette énergie sournoise qui s'échappe de la terre en des points précis, et qui vient déstructurer tout organisme vivant.

Pollution inodore, invisible, incontournable, omniprésente, ***non créée par l'homme !***

Cette autre pollution existe depuis toujours à l'état naturel, d'autant plus dangereuse que l'homme moderne a perdu toute conscience du préjudice qu'elle porte à sa santé. Eh bien ! curieusement, cette énergie peut être neutralisée et transformée en ondes bénéfiques grâce à un "savoir faire" pratiqué comme un rite de vie par les hommes d'autrefois. Car la terre, refuge de l'homme, sait réagir aux lois naturelles.

Rite de vie de nos jours retrouvé et réalisé avec la même authenticité.

C'est ce que nous enseigne

... la géobiologie par la "pierre levée".

* * *

*** Le nombre d'or**

Il correspond au partage d'une droite en moyenne et extrême raison. Il établit un jeu de rapports tel que la plus petite partie d'une ligne est dans le même rapport à la plus grande, et que celle-ci au tout, selon l'équation :

$$\frac{a + b}{a} = \frac{a}{b}, \quad \text{si } b = 1, \quad a = \frac{1 + \sqrt{5}}{2} = \mathbf{1{,}618}$$

Chez l'homme toutes les données du corps humain sont en relation avec le nombre d'Or. Celui-ci déployé s'inscrit d'ailleurs dans un cercle parfait dont le centre est le "hara" oriental, centre vital de l'homme. De même **tous** les êtres vivants sont régis par ces lois harmoniques.

LA GÉOBIOLOGIE

La géobiologie est une science qui s'inscrit dans le cadre de l'écobiologie.

Son rôle est de prendre en considération l'état de santé du vivant (humain, animal, végétal, minéral), **par rapport à son lieu de vie**.

Méthode de diagnostic, par l'étude de l'influence des ondes vibratoires de la terre sur le vivant, elle devient méthode de traitement par l'acupuncture de la terre.

Cette science du passé, accessible grâce à l'acte radiesthésique, s'appuie sur les re-découvertes du savoir ancestral.

Déconcertante, de par la friction de deux époques qu'elle confronte, elle s'avère moins abstraite à travers la physique des quantas

Déroutante à travers l'étude des ondes abstraites qu'elle privilégie et se propose de modifier, elle apporte bien des réponses à notre incompréhension de la nature.

Car notre éducation a invité le monde à se détourner de l'invisible, au profit d'un matériel lourd et peu enclin à nous propulser vers le spirituel.

Pétris de rationalisme, nous n'écoutons plus nos instincts. Notre sensibilité s'est émoussée.

Et pourtant, qui ne s'extasie, lors des émissions-reportages animalières, face à l'étrange comportement de milliers d'animaux se déplaçant spontanément dans la savane dès les premiers signaux émis par la terre ?

Que reste-t-il donc de nos perceptions extrasensorielles données à tous, quoique à des degrés divers... il ne tient qu'à l'homme de les cultiver.

Pourquoi ne pas laisser libre cours à notre clairvoyance, force jaillissante émanant du plus profond de notre être ?

Car ce sixième sens existe réellement.

- L'HOMME ET LA POLARITÉ

Pour apporter un peu de clarté à propos de la démarche géobiologique, il faut redéfinir l'homme par rapport à son espace de vie : la terre !

- quel est son équilibre vibratoire ?
- comment définir son harmonie avec la terre ?
- quels sont les éléments qui peuvent rompre cette harmonie ?

Si l'on veut décrire la physiologie du corps humain, plusieurs thèmes peuvent être abordés :

- le système nerveux où la dépolarisation de la membrane synaptique, permet la transmission de l'influx nerveux chargé d'information d'un neurone à l'autre.
- le système sanguin et la naissance des différents éléments figurés du sang.
- ou encore la sensibilité et le fragile équilibre du système mental.
- ou la physiologie de chacun des systèmes mécaniques etc... etc...

Mais ici, il va s'agir d'un tout autre thème de réflexion : le fonctionnement de l'homme par rapport à ses polarités !

Je prends même la liberté de créer un adjectif pour le définir :

"l'Homme polaritaire" !

Quel est donc cet "homme polaritaire", dont l'équilibre vital des plus infimes composantes de son corps, dépend de la juste répartition des charges à polarité négative (-), et des charges à polarité positive (+).

Il faut se rappeler que la polarité a été, et demeure, la deuxième énergie de la création de l'univers (§ la radiesthésie). La vie ne peut exister sans elle, selon le cycle bien connu :

Vie = mouvement - mouvement = cycle - cycle = circulation d'énergie - circulation d'énergie = polarité, polarité = **Vie**.

Le principe de polarité existe à tout instant, en toute chose, suite à la Pensée, énergie première nous l'avons vu, et présente elle aussi en tout concept.

Les corps subtils et le corps physique de l'homme n'échappent pas, bien entendu, à cette loi universelle.

A l'image de la terre, du soleil ou de tout autre planète possédant des pôles magnétiques nord et sud, on retrouve ces mêmes pôles dans le corps de l'homme, ainsi que dans toute chose réalisée.

De la même manière, tout ce qui est dressé sur notre planète, se signale par une charge positive (+) en haut, et une charge négative (-) en bas.

En conséquence, le sommet du crâne de notre "homme polaritaire" est chargé positivement. Les pieds portent une charge à polarité négative. La ligne de démarcation se situe un peu sous le diaphragme. Le côté droit de l'homme a une polarité positive, son côté gauche est de polarité négative.

nota : ces charges peuvent être mesurées avec un voltmètre très sensible.

Voilà déjà une définition simple, mais représentative de "l'homme polaritaire". (Fig. p. 49)

Si l'on pénètre à l'intérieur de l'organisme, on constate que la vitalité de l'homme dépend de la libre circulation de l'énergie au sein de chaque cellule.

Là, entre le noyau et le cytoplasme on observe d'incessants échanges ioniques gérés par la polarité.

Si l'on se réfère aux fluides internes, là encore, l'équilibre permanent de tous les électrolytes est soumis à la loi de polarité.

Ceci n'est qu'un bref aperçu de l'incidence d'une juste polarité sur la physiologie.

Mais sachons qu'un infime changement de tension, par excès ou par défaut, d'une des deux polarités peut à tout instant créer une distorsion des échanges et ainsi compromettre l'équilibre de tout l'édifice.

Il existe un autre aspect plus éthéré de notre "homme polaritaire", qu'il convient d'évoquer ici :

Bien qu'invisible, il s'agit de la réalité et de l'équilibre de l'entité des corps subtils de l'homme.

Plus sensibles, les corps subtils de l'homme par l'intermédiaire des chakras gèrent le système hormonal et le système nerveux.

Ils sont les premiers affectés en cas d'atteinte "pathologique" au niveau de l'information. Sachons le : toute manifestation pathologique du corps physique ou mental EST avant tout une INFORMATION parasite, qui le plus souvent vécue dans la solitude se bloque à un niveau précis des différents corps subtils. La guérison ne peut qu'être le résultat de l'information spécifique contraire parfaitement ciblée [radionique].

Les différents corps subtils de l'homme se mettent en place par couches successives autour du corps physique (comme par enkystement) dès que celui-ci se matérialise.

Voyons succinctement la qualité de ces corps subtils.

Le corps éthérique

Interpénétrant le corps physique tout entier, siège de la vie, c'est du corps éthérique que nous tirons notre énergie.

Ce dernier se compose d'un tissu de courants d'énergie. *Les forces cosmiques circulent le long de ces lignes d'énergie, comme le sang circule dans les veines.*

Les photos Kirlian, révèlent la trame de tous les méridiens dont il est le support.

Le corps astral

Enveloppant le corps éthérique, le corps astral formé d'un réseau de fins circuits d'énergie véhicule nos émotions. Il est le siège de notre personnalité et de tous nos sentiments.

Quatre vingt dix pour cent des causes de troubles et de maladies physiques sont issues de ces deux corps : "éthérique" et "astral".

Le corps mental

Enveloppant le précédent, le corps mental est composé d'un mental abstrait, siège de la conscience, de nos aspirations et d'un corps causal, siège de l'âme et du moi.

Au-dessus et les enveloppant toujours en couches successives, se situe une série d'autres corps (bouddhique, atmique, de la monade) formant l'ensemble des corps spirituels, appelé aussi Moi transpersonnel.

L'apparition de ces corps, des plus subtils aux plus matériels, donnent naissance aux "chakras", points de liaison d'une enveloppe subtile à une autre.

L'énergie circule à travers ces corps grâce à **la polarité**.

A travers les chakras circule l'énergie du cosmos (esprit) et l'énergie de la terre (matière).

A chacun d'entre eux est attribué un des cinq éléments (terre, eau, feu, air, éther). Il faut savoir en outre qu'à chacun des chakras est connexée une glande endocrine (A. Bailey) suivant la proposition ci-dessous :

Chakra **ALTA MAYOR** *carotides*

Ch. **coronal** *pinéale*

Ch. **frontal**	énergie spirituelle	*pituitaire*
Ch. **de la gorge**	élément éther	*thyroïde*
Ch. **du cœur**	élément air	*thymus*

~~~~~~~~~~~~~ *le diaphragme* ~~~~~~~~~~~~~

Ch. **plexus solaire**	élément feu	*pancréas*
Ch. **sacral**	élément eau	*gonades*
Ch. **basal**	élément terre	*surrénales*

Ch. **spleen** *hypotalamus*

Les Trois chakras situés au-dessus du diaphragme sont d'ordre spirituel. Ils nous relient au ciel, et sont gouvernés par le chakra coronal *(glande pinéale)* situé au sommet du crâne. Les glandes endocrines qui s'extériorisent à travers eux sont de polarité (+).

Les Trois chakras situés au-dessous du diaphragme sont d'ordre matériel. Ils nous relient à la terre, et sont gouvernés par le spleen chakra *(glande hypotalamus)* situé au-dessous de la rate, les glandes endocrines qui s'extériorisent à travers eux sont de polarité (-).

Enfin un neuvième chakra qui distribue l'énergie à l'ensemble des chakras par l'intermédiaire des chakras coronal
~~~~~~~~~~~~~

et spleen : alta mayor situé à l'occiput *(glandes carotides)* est de polarité (+) et (-).

Le chakra alta mayor présidant au fonctionnement de l'ensemble a une double polarité et permet le croisement de la circulation de l'énergie suivant le principe de l'infini, du tao, de la lemniscate.

C'est dire la perfection de la circulation de l'énergie engendrée par la polarité !

A travers cette construction des chakras et de la circulation des énergies subtiles, le diaphragme séparant les chakras spirituels des chakras matériels, doit être considéré comme la représentation dans l'homme du sol terrestre sur lequel il repose.

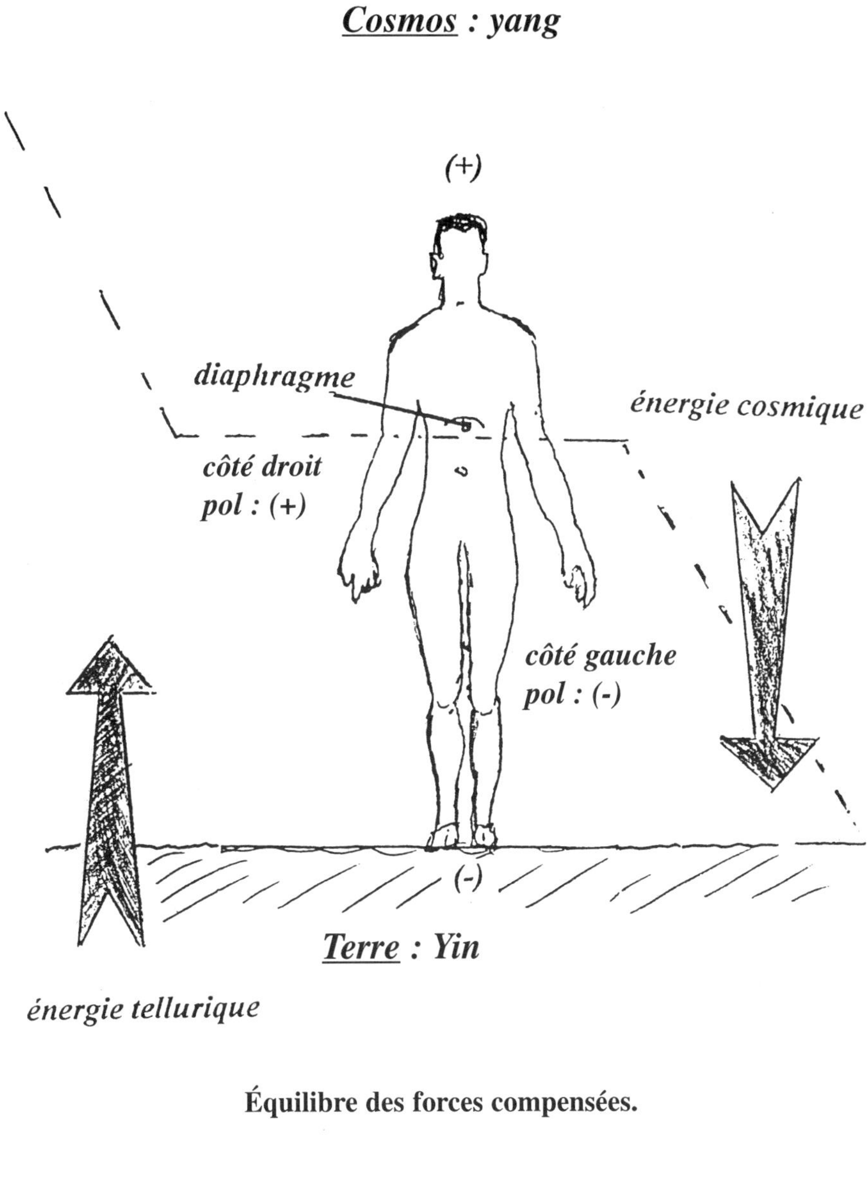

Équilibre des forces compensées.

- LA TERRE ET SA POLARITÉ

Considérons à présent les polarités de la terre et de son espace lorsque le sol est en équilibre cosmo/tellurique, c'est-à-dire lorsque les énergies telluriques venant des profondeurs, sont compensées par celles provenant du cosmos. (voir chapitre : déséquilibre C/T)

Dans ce cas la terre au niveau du sol, est de polarité négative alors que l'espace au-dessus est de polarité positive à l'image du cosmos.

Plaçons à présent sur ce sol en équilibre notre "homme polaritaire". Que remarquons nous ?

Une harmonie ! car la partie inférieure de son corps, celle sous le diaphragme, est de même polarité que le sol sur lequel il repose.

Le haut de son corps au-dessus de la ceinture a la même polarité positive que l'espace au-dessus de lui.

Conclusion : ses corps énergétiques sont en équilibre. Les échanges vibratoires avec les énergies de la terre coulent sans heurts.

Notre homme est en bonne santé.

Imaginons à présent (et c'est le cas le plus fréquemment rencontré), notre "homme polaritaire" séjournant sur un sol en déséquilibre cosmo/tellurique et donc, sous l'influence des fortes émanations telluriques issues des profondeurs.

Ces émanations surgissant à chaque croisement du réseau "H", saturent son espace vital de la redoutable vibration (Ve-).

Sous la forte poussée tellurique, la force cosmique à polarité positive est rejetée très haut dans le ciel. Notre homme destabilisé se trouve alors noyé dans une atmosphère à forte polarité négative. (Fig. p. 51)

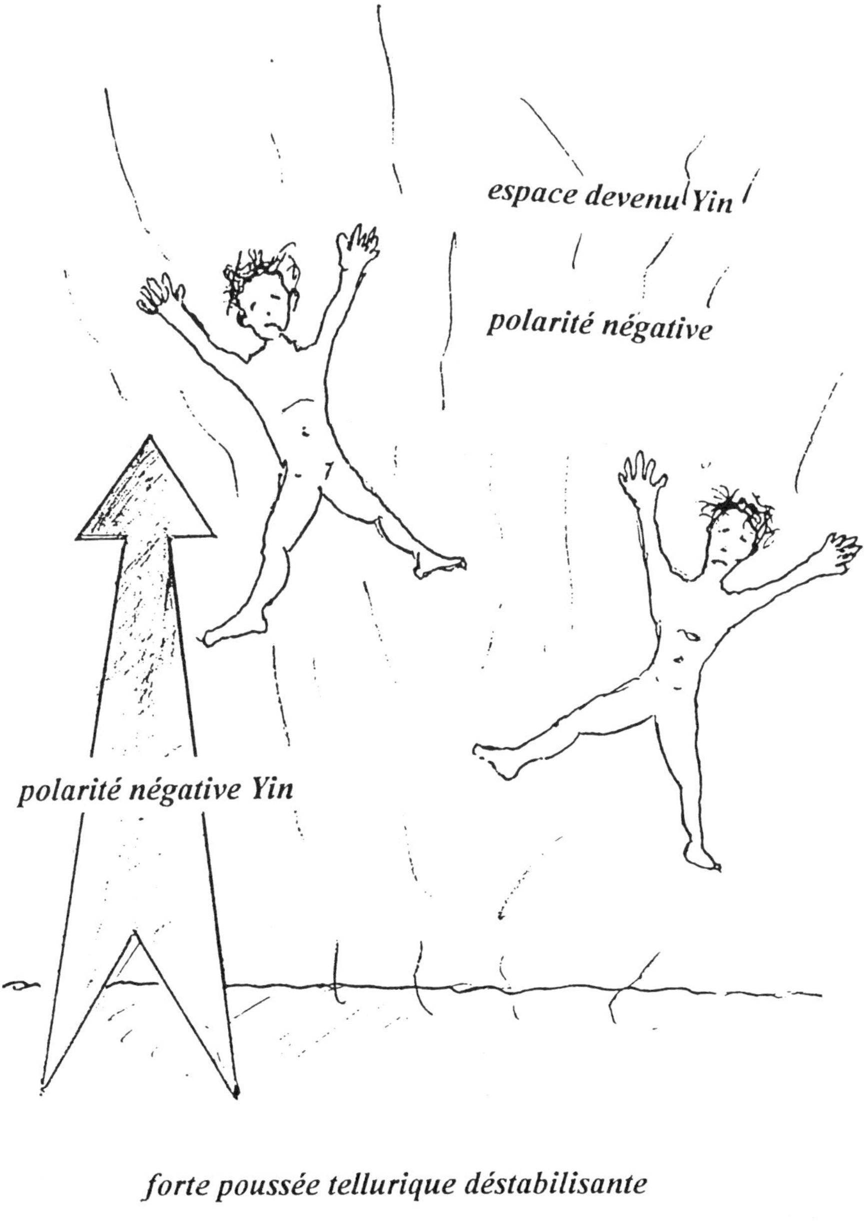

Déséquilibre ***cosmo-tellurique.***

Dans cette hypothèse, on comprendra aisément la tension qui va s'installer dans son corps et court-circuiter les fragiles échanges de polarité.

Que va-t-il advenir dans ce cas, du subtil équilibre des échanges vibratoires internes régis par une juste polarité ?

Qu'en sera-t-il de la circulation des énergies permettant les échanges ioniques dans l'intimité des tissus ?

Jusque dans la fine architecture de la cellule d'A.D.N. on assistera à la rupture des multiples barreaux réunissant les deux chaînes hélicoïdales de molécules enroulées en spirales, précisons le, supports de nos gènes !

Une conclusion s'impose : un danger réel existe au contact de ces énergies déséquilibrantes.

N'oublions pas que l'on observe l'apparition de graves maladies (circulatoires, mentales, le cancer etc...) sur ces sols en déséquilibre cosmo-tellurique.

DÉSÉQUILIBRE cosmo-tellurique

Au sein de la terre, le noyau central se compose d'un mélange en fusion permanente de fer, de nickel et de diverses roches naturelles. Il s'en dégage une énergie électromagnétique issue de la différence de rotation entre le noyau central formant le magma et l'écorce terrestre. Ce phénomène engendre une formation de courants telluriques se faufilant au travers des failles géologiques.

Cette énergie tellurique sillonne la planète et se manifeste en surface au niveau des réseaux géomagnétiques, que nous évoquerons plus loin.

L'harmonie du champ vibratoire terrestre peut être perturbée par des causes diverses (la composition du sol et du sous-sol, l'existence de failles ou de passages d'eau en profondeur, de poches d'air, cavernes, galeries minières, grottes etc... etc...)

Ces perturbations sont à leur maximum sur des terrains imperméables : argile, marne jurassique, limon, charbon, craie phosphatée, minerai de fer...

Sur ces terrains, la force tellurique reste prisonnière du sous-sol et ne peut s'échapper vers le cosmos. Curieusement la force cosmique, qui percute en permanence notre planète rebondit et se charge de la polarité tellurique négative.

L'énergie tellurique proprement dite non seulement reste prisonnière, mais de plus son précurseur "la polarité" se manifeste et vient souiller l'énergie cosmique.(Fig p 55 B). Dans ce cas aucun échange vibratoire n'est possible.

Par contre sur les terrains perméables tels que sablcs, graviers, calcaires, grès, roches calcaires primitives, l'échange vibratoire existe, car l'énergie cosmique pénètre la terre et vient neutraliser l'énergie tellurique de polarité négative.

Ces deux forces cosmiques et telluriques sont les forces universelles qui régissent tout équilibre vital. Leur rapport est de 2 sur 1 (soit deux fois la force cosmique pour une fois la force tellurique).

Cet équilibre vital est compromis dès l'apparition de disharmonie dans ce rapport.

Les anciens l'avaient compris. Ces forces faisaient partie inhérente à leur vie. Ils les utilisaient et les modifiaient en fonction de leurs besoins.

Cette harmonie entre ciel et terre est fragile, car elle est dépendante d'une juste **polarité** qui peut être hélas, facilement perturbée.

- LA POLARITÉ

Nous l'avons vu, la polarité, “moteur permanent” de toute chose dans notre univers fût la deuxième énergie créatrice et que sans elle aucune manifestation de vie n'est possible.

Elle est le principe même de la Vie, l'essence de l'énergie, du mouvement !

Toute structure élaborée, que ce soit une chaîne d'A.D.N. ou une galaxie... obéit à la loi de **polarité**.

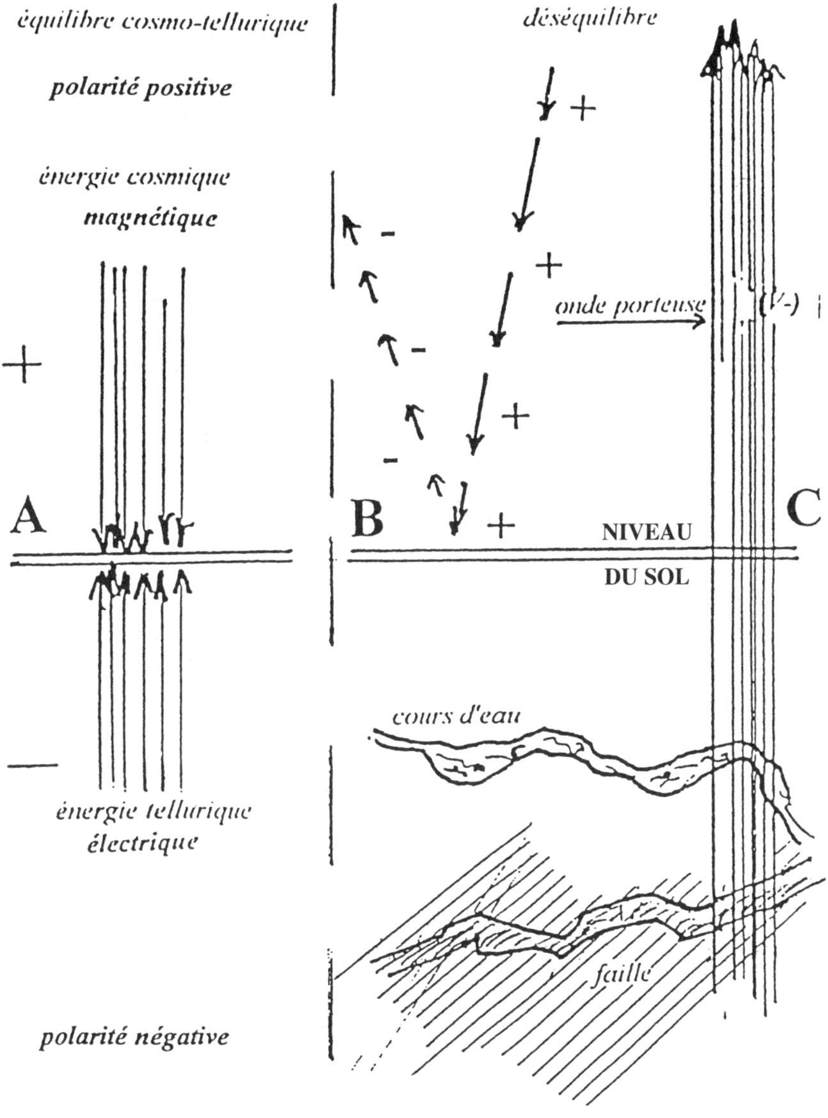

Équilibre – Déséquilibre "Cosmo-tellurique".

Notre terre n'échappe pas bien sûr à cette loi.

Pour que la vie puisse s'épanouir à la surface de notre globe... dans nos maisons, il faut que celle-ci se déroule sur un sol en phase neutre, soit à mi-chemin :

- de l'énergie cosmique à polarité positive
"Force YANG magnétique" en provenance de notre galaxie qui doit en permanence s'opposer à la force tellurique.

- et de l'énergie tellurique à polarité négative
"Force YIN électrique" qui fuse du centre de la terre et tend à s'échapper dans la stratosphère.

Ces deux forces en parfait équilibre, favorisent un champ vibratoire Cosmo-Tellurique, salutaire au vivant.

Toute vie sur terre est donc régie par l'équilibre de ces deux énergies antagonistes et complémentaires auquel elle est soumise. (Fig.p. 55 A)

En effet, pour que la cellule vivante humaine, animale ou végétale, puisse grandir, mûrir, vieillir et mourir de vieillesse et non de maladie, elle doit obligatoirement vibrer en harmonie entre ces deux polarités pendant toute la durée de son existence, permettant ainsi de justes échanges de polarité au niveau cellulaire de tout corps vivant.

Tant que la cellule vivante se meut dans l'équilibre de ces deux forces vibratoires, elle est à l'abri de tous les maux qui font échec à la vie. Mais, si pour une raison quelconque, l'une des deux fait défaut, (et c'est très souvent la force cosmique), nous sommes alors en présence d'un **déséquilibre cosmo-tellurique**, pouvant engendrer la maladie sous toutes ses formes. (Fig. p. 55 C)

Comme on le sait, chaque cellule vivante est composée d'un noyau et d'un cytoplasme.

Dans le noyau les chromosomes, isolés dans une trame imperméable contenant un liquide conducteur d'électricité, sont en perpétuelle oscillation.

De même, les chondriomes baignant dans le cytoplasme oscillent eux aussi, mais à une fréquence plus élevée.

Ces deux éléments, chromosomes et chondriomes, se comportent comme des circuits oscillants susceptibles de vibrer sur une gamme de longueur d'ondes très courtes.

Chromosomes et chondriomes sont des oscillateurs très sensibles aux ondes cosmo-telluriques ambiantes. Si l'équilibre est rompu, les ondes telluriques nocives peuvent les perturber et en arrêter l'oscillation.

L'arrêt oscillatoire de la cellule en provoque la mort.

(Lakhovsky)

Par ailleurs, des recherches plus poussées pourraient peut-être mettre en évidence la conséquence directe d'un excès d'oscillations, comme pouvant être à l'origine d'une multiplication anachronique de la cellule vivante, lorsque celle-ci est soumise à des vibrations s'étalant dans le secteur de la radio-activité : soit du blanc, ondes *epsilon*, au noir, ondes *téta,* en passant par la culminance du vert négatif. (Fig. p. 63)

L'énergie tellurique qui fuse de la terre, non compensée par l'énergie cosmique, imprègne l'atmosphère de sa polarité négative et crée une tension dite en "électrique".

C'est ce que mesure le géobiologue.

On parle dans ce cas de **"rupture des forces compensées"** que les Chinois désignent sous un terme évocateur : *"Les veines du Dragon"*.

Ceux-ci se gardent bien de construire leur demeure sur ces ruptures de force.

L'énergie tellurique non compensée est en fait une **onde porteuse vert négatif (V-)**, sur laquelle chemine une **onde portée**. (Fig. p. 55 C)

L'onde porteuse Vert négatif-

C'est la vibration la plus puissante de l'univers. C'est une énergie rayonnante qui fuse du centre de la terre et qui entraîne avec elle toutes les vibrations se trouvant sur son passage.

Elle est de polarité négative.

Lorsqu'elle n'est plus compensée par la force cosmique (positive) elle produit, entre autres, un déséquilibre vibratoire désorganisant la cellule vivante à son niveau le plus intime, par rupture des ponts hélicoïdaux de la double hélice d'A.D.N. située au sein de chaque noyau cellulaire. (Fig. p. 59)

Cette énergie négative, se véhicule au travers de failles géologiques, de densités de terrain différentes, de cavités creuses (mines, tunnels désaffectés et obstrués, grottes closes etc..) de courants d'eaux souterrains etc..qui en favorisent le passage. Elle surgit aux croisements des lignes d'énergies de la terre (croisement des réseaux).

De notre planète, considérée comme une entité vivante, se dégagent des énergies favorables pour la santé et d'autres franchement dangereuses.

C'est pourquoi l'homme d'antan évitait les lieux sur lesquels il valait mieux ne pas séjourner.

A présent son ressenti instinctif s'étant émoussé, il ne peut que constater la diversité et la fréquence de certaines maladies en relation avec la géographie du lieu.

A notre époque de timides recherches officielles permettent de préciser la spécificité de certaines pathologies en relation avec la géologie du terrain.

Citons en une, connue et très représentative de l'activité néfaste des énergies telluriques non compensées.

Il s'agit d'une expérience faite à Moulin (Allier) en 1974 par le Dr. Picard.

Une série de cancers avait été observée dans chacune des maisons d'un certain quartier de la ville truffé de failles géologiques, de cours d'eau souterrains et de cavités creuses.

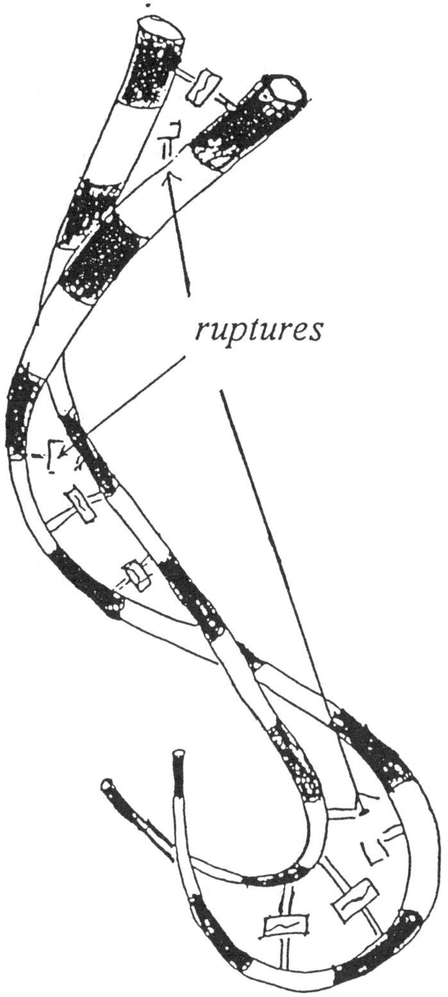

Rupture des ponts hélicoîdaux.

Un test en double aveugle fût décidé.

- d'une part une étude médicale fit le relevé topographique des cancers de ce quartier.

- d'autre part une équipe mit en évidence, grâce à divers détecteurs, une topographie des perturbations telluriques des plus significatives.

Une équation indiscutable pût être établie.

Les deux relevés topographiques se superposèrent.

A l'endroit où on avait décelé une perturbation tellurique significative ; un cancer ou un infarctus avaient été signalés.

*

Dés les années 30, de longues et patientes recherches entreprises par trois radiesthésistes Français (Chomery, Morel et Bélizal), sur cet invisible et pourtant bien réel monde de vibrations, firent l'objet d'un ouvrage : "Physique microvibratoire et forces invisibles".

Recherches toutefois dangereuses puisque l'un d'entre eux, Léon Chaumery, fût victime d'une déshydratation mortelle suite à des expériences multiples sur le rayon ***"vert négatif"***.

Ce rayon vert négatif découvert et mis en évidence par ces radiesthésistes est une vibration qui fuse essentiellement, nous l'avons vu, du centre de la terre. Elle peut aussi être émise par diverses formes obtenues artificiellement, mais tout aussi dangereuse.

Les trois Français étudièrent la géométrie du cercle au point de vue vibratoire et en déduisirent que toutes les circonférences possèdent deux lignes de force :

- l'une Nord/Sud, le nord de signe positif
le sud de signe négatif

- l'autre Est/Ouest délimitant les deux hémisphères Nord/Sud.

L'hémisphère Nord est le siège de toutes les vibrations visibles de la lumière (violet - indigo - bleu - vert - jaune - orange - rouge).

Au point sud correspond le ***vert négatif***, au point nord le vert positif (ainsi dénommé par opposition au vert négatif), à l'est le violet, à l'ouest le rouge.

Dans l'hémisphère sud se définit l'éventail des vibrations invisibles de la lumière, de l'Infra Rouge à l'Ultra Violet. Entre ces quatre points cardinaux se définissent toutes les vibrations du spectre. (Voir fig. p. 62)

Il est intéressant de noter que la radiation (V-) située à mi-chemin entre le Noir et le Blanc, tue les bactéries, momifie la viande, chasse certains parasites etc...

Cette dangereuse et mystérieuse vibration (V-), la plus courte et la plus puissante de l'univers, a la capacité de traverser des épaisseurs de plomb, sensées être imperméables aux rayons 'X'.

Le spectre du (V-) s'étend du Noir au Blanc dans le spectre des couleurs.

Cette zone, d'après les Français Bélizal, Chaumery et Morel, est une zone à émission nocive dont le point culminant reste bien sûr le (V-).

Cette zone, qui représente le secteur de la radio-activité, a été subdivisée en différentes tranches par les Français précités :

Entre le Vert Négatif et le Noir : ondes *alpha, béta, théta, gamma, nu, zéta.*

Entre le Vert Négatif et le Blanc :ondes *oméga, rhô, psi, lambda, khi, epsilon.*

Les ondes nocives naturelles :

Ondes *alpha* émanant des cavités du sous-sol et des failles géologiques.

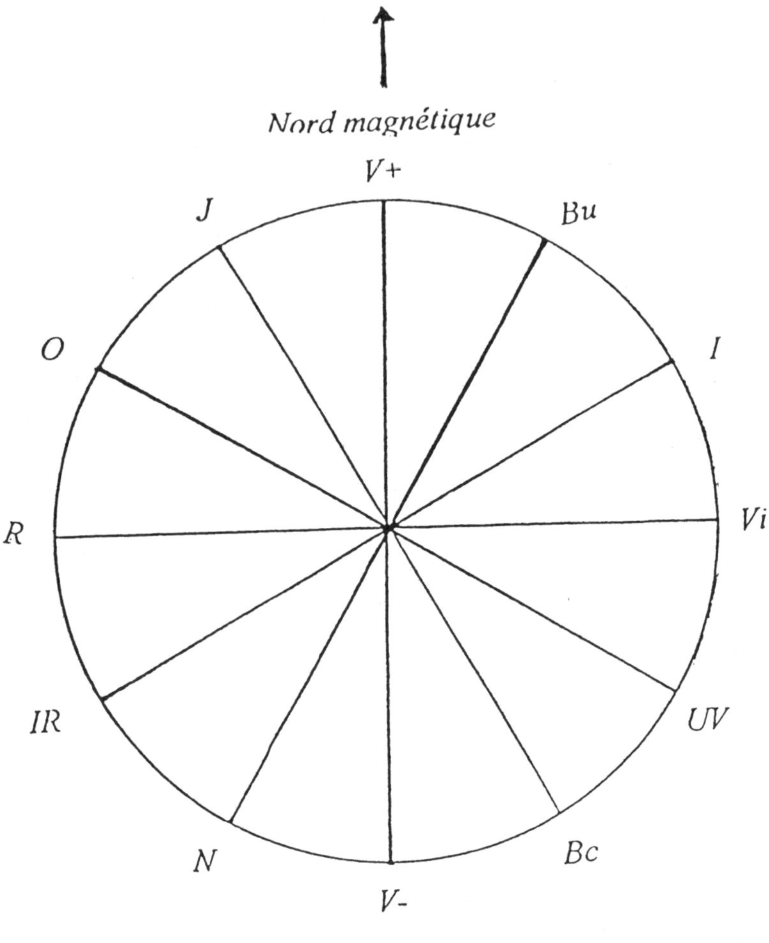

VI - violet   I - indigo   Bu - bleu   V - vert
J - jaune   O - orange   R - rouge

UV - ultraviolet   BC - blanc   N - noir IR   - infrarouge

Le spectre des couleurs de Bélizal.

Ondes *béta* provenant des courants d'eaux contaminées, Ondes *théta, gamma, nu, zéta* provenant de la radioactivité normale. (Fig. ci-dessous)

Ces diverses ondes se retrouvent à présent dans nos habitations modernes :

Ondes *alpha* provenant de tout conduit bouché (cheminées, cuves enterrées, etc...).

Ondes *théta, gamma, nu, zéta* en provenance des téléviseurs, du câblage électrique de nos maisons et de toute l'électronique de plus en plus présente !...

Ondes *epsilon, khi, lambda, psi, rhô, oméga* identifiant les nocivités électriques : soit atmosphériques, soit dues à la proximité de lignes H.T. ou émanant d'usines à fort dégagement électrique.

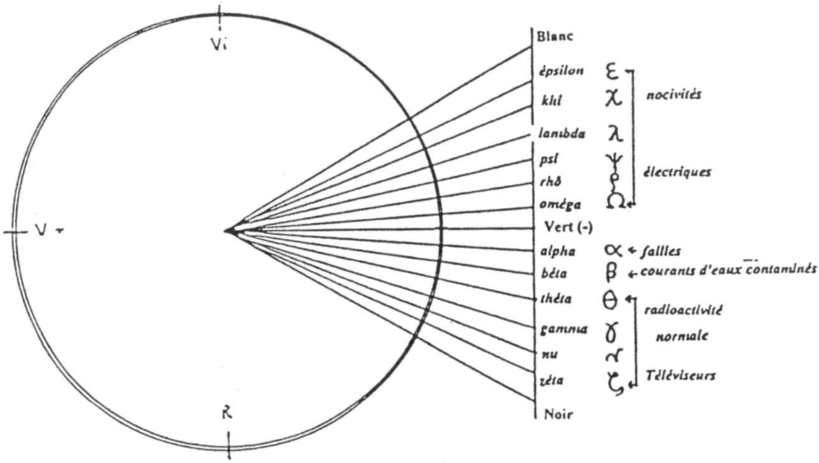

Spectre du Vert Négatif.

A la suite des travaux de Bélizal, Chaumery, un célèbre radiesthésiste, Evel, ayant fait de longues recherches sur l'énergie du (Ve-) pour le traitement du cancer, a "contracté" cette maladie en faisant passer cette énergie sournoise dans son corps, par la rotation de son pendule, lors du traitement de ses patients.

A noter encore que le (Ve-) est l'énergie de la forme pyramidale. Nous avons vu qu'elle tue les bactéries, momifie la viande par destruction de l'élément microbien.

Mais en revanche on peut sous pyramide conserver des aliments, bonifier et vieillir le vin !

Enfin, de certaines formes émane aussi le vert négatif : bissectrice d'un angle droit*, formes angulaires, certains toits de construction à l'architecture moderne etc... (Fig p. 64).

Se méfier de certains meubles dont la bissectrice de l'angle droit génère un rayonnement pouvant se diriger sur la tête d'un dormeur (tables de nuit, commodes...) (Fig. p. 89)

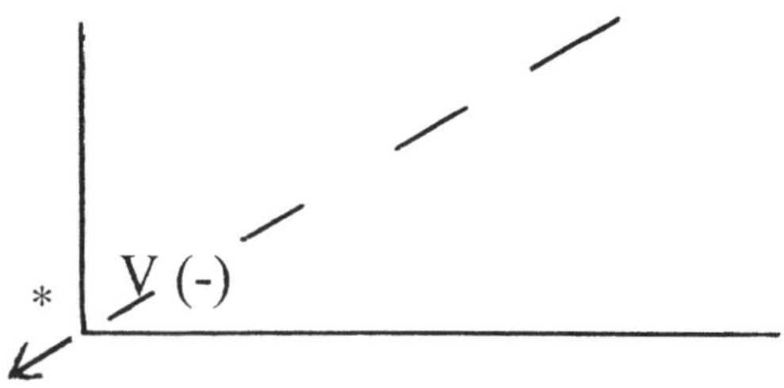

Il faut savoir toutefois que l'énergie Vert négatif est une force considérable qui bien manipulée, pourrait aider l'humanité.

Les Égyptiens s'en servaient pour déshydrater et conserver leurs morts, soustrayant ainsi leurs corps à la décomposition.

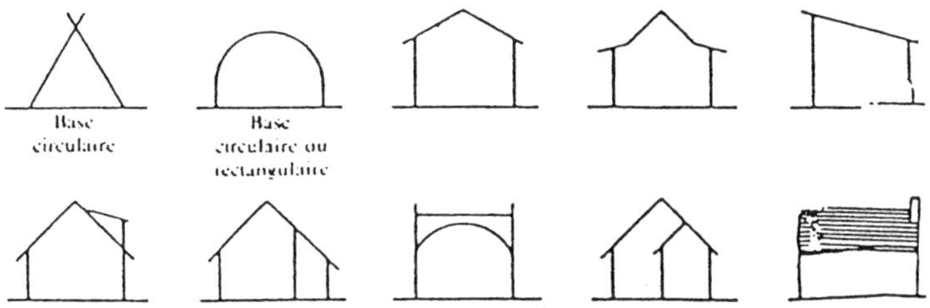

formes ne présentant pas de risques majeurs

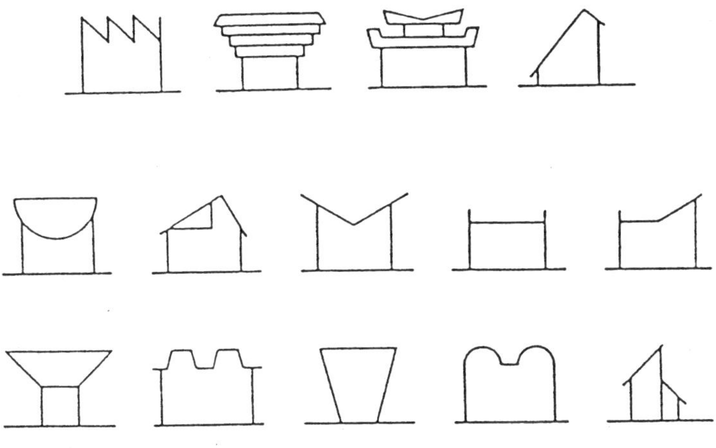

formes dangereuses à la santé de l'être humain

Se méfier des formes de construction défavorables.

L'onde portée-

Toutes structures, formes, particules, pensées même possèdent une réalité vibratoire qui se propage dans l'éther sous la forme d'ondes.

Ces ondes sont de la pure information dont la spécificité est définie par l'origine émettrice.

L'onde portée a de multiples origines qui peuvent souiller le sol sous nos habitations, et en saturer notre espace vital : vibrations d'eaux souillées, rivières souterraines mal drainées, égouts, nappes phréatiques, émanation de cimetières etc...

Il est important de signaler le danger des cimetières placés sur une hauteur, car l'eau de pluie peut drainer sous les maisons les informations de toutes les maladies qui s'en dégagent.

L'onde portée est propulsée dans l'espace par la puissance de *l'onde porteuse* lorsque celle-ci est présente ; cette dernière la véhicule un peu à l'image d'un ruisseau entraînant dans son courant un colorant que l'on y aurait déversé.

Pour ne pas conclure ce chapitre sur une note pessimiste, sachons que les bâtisseurs d'antan, construisaient les cathédrales sur des lieux où le déséquilibre C/T était encore amplifié par la présence d'un puit, ou de plusieurs passages d'eaux souterraines, situées sous l'autel d'origine, et dont la profondeur était égale à la hauteur du clocher.

Ainsi un puissant "vortex" était créé, dans le but d'accentuer la force de *l'onde porteuse*.

En ces lieux *l'onde portée* bénéfique était, et reste... la Prière.

L'édifice sacré ainsi réalisé devient le lieu de rencontre privilégié du Ciel et de la Terre.

La cathédrale de Chartres est un bel exemple de cette énergie sacrée, créée et mise à notre disposition. Elle nous invite encore à nous ressourcer à ce dynamisme intemporel.

En ce lieu, à la rencontre privilégiée des forces cosmiques concentrées par la voûte, dont l'axe se situe à 37 mètres, et des forces telluriques amplifiées par le passage de quatorze cours d'eau souterrain à 37 mètres de profondeur, se situait à mi-distance l'ancien autel.

Point magique, véritable "source de foi" qui donnait au prêtre une sensation incomparable d'apesanteur, lui permettant de canaliser le dogme de la foi, en totale adhésion avec Dieu.

En pleine nef de la cathédrale où il en occupe la largeur, le labyrinthe dessiné sur le sol, joue le rôle d'un subtil circuit oscillant. En relation avec les influences lunaires et solaires, certains jours de l'année il provoque un phénomène de concentration d'énergie ; notamment le jour du solstice d'été. (Fig. p. 68)

La trame du labyrinthe est composée d'un marbre bleu/noir dont la densité et les propriétés physico-chimique sont différentes de celles du parcours de calcaire blanc. Cela lui permet de fonctionner sur le principe du circuit oscillant en analogie, semble-t-il, avec l'oscillation cellulaire.

Le pèlerin parcourant pieds nus dans la prière le dédale du labyrinthe, réel parcours initiatique, reçoit une énergie engendrée par le circuit oscillant (certainement de l'électricité statique engendrée par le frottement des pieds nus). Ce véritable instrument de vie régissant l'équilibre cellulaire offre au pèlerin la symbolique du "retour à lui-même", pour en renaître régénéré.

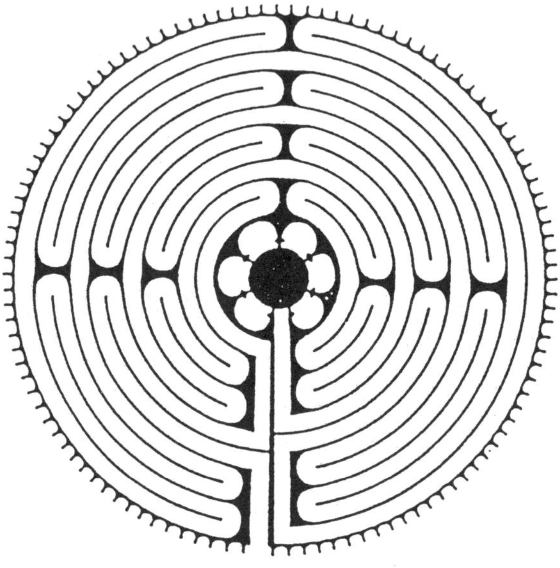

Le labyrinthe de Chartres.

La longueur du parcours est de 200 m environ, son diamètre est de 14 m.

Les lois d'équilibre de ce labyrinthe jouant le rôle d'oscillateur, sont les mêmes qui régissent la vie de nos cellules et entrent en résonnance avec elles.

Soulignons néanmoins que l'autel primitif était placé en un lieu bien précis sous la voûte de pierre, que les fonts baptismaux avaient eux aussi un emplacement rigoureux ; que la messe dite en Latin offrait de par sa résonance des vibrations en harmonie avec les corps subtils de l'homme, (important quand on sait que chacune des 7 notes de musique est en vibration avec chacun des 7 principaux chakras de l'homme) l'aidant ainsi à atteindre l'élévation spirituelle de l'âme.

A présent... toutes ces énergies ont été sacrifiées au profit d'un soi-disant modernisme, dont l'effet a été de vider les églises... quel dommage !

Ainsi que nous le verrons plus loin, le premier objectif du géobiologue, est la détection de l'onde porteuse destructurante (Ve-), d'en déterminer l'origine (soit en provenance du sol, d'objets chargés ou d'ondes de forme etc...)

Son deuxième objectif est de rétablir l'harmonie vibratoire en supprimant le déséquilibre cosmo-tellurique, neutralisant ainsi ce dangereux rayonnement (Ve-) issu du sol, mais aussi en supprimant toute autre source pouvant subsister après le rééquilibrage : objets chargés, bissectrice d'un angle droit (par exemple meuble émettant sur la tête d'un dormeur) etc...

L'acte radiesthésiste reste à ce jour la seule démarche possible pour le géobiologue, qui s'expose bien évidemment au rayonnement Vert négatif, en se mettant au contact de cette dangereuse vibration.... Des protections existent.

* * *

Dans le chapitre “rééquilibrage”, j’exposerai mes recherches et les réflexions qui s’ensuivent.

Mais d’ores et déjà, je voudrais faire part d’une conviction profonde : à mon avis, avec la méthode de rééquilibrage par la “pierre levée”, il est possible de rééquilibrer **la quasi-totalité** des maisons et des appartements en immeuble, construits sur un terrain en déséquilibre cosmo-tellurique... ceci contrairement à bien des avis.

Avant d’exposer la technique de rééquilibrage par la pierre proprement dite, je préférerais aborder le chapitre des ondes nocives, des réseaux telluriques et des pathogénésies qui peuvent apparaître sur un lieu en déséquilibre cosmo-tellurique.

Mais, il me semble judicieux au préalable de jeter un rapide coup d’œil sur les divers instruments utiles au géobiologue et sur l’explication des tableaux de travail.

Ceux-ci sont reproduits en fin de livre, pour être utilisés d’une manière pratique sur le terrain.

Néanmoins, ne voulant pas alourdir cet ouvrage par la description détaillée des divers instruments, je survole volontairement ce passage.

D’excellents ouvrages existent sur ce sujet (voir bibliographie).

* * *

INSTRUMENTATION

La “simplicité” des instruments décrits ci-après, me paraît essentielle. Point n’est besoin d’argumenter la nécessité d’un outillage sophistiqué pour faire de la géobiologie.

Pour ma part, un simple pendule peut suffire pour accomplir ce travail. Tout dépend de la rigueur avec laquelle sont employés les instruments radiesthésiques.

Il convient, dès le départ, d’établir une convention mentale stricte et définitive.

Giration du pendule à droite ou à gauche pour les réponses OUI ou NON.

Même principe avec les baguettes. Ouverture et fermeture en fonction d’une convention mentale préétablie.

Ce principe bien intégré, passons en revue les instruments de détection.

LE PENDULE :

C'est un instrument simple qu'il convient de démystifier. Il s'agit dans tous les cas, d'un poids libre se balançant à l'extrémité d'un fil souple (ficelle, chaînette etc...)

Le meilleur pendule sera celui que l'on aura fabriqué soi-même. La nature du matériau utilisé importe peu pour le bon radiesthésiste.

Avec cet instrument, tout peut être accompli en fonction des trois indications fournies.

Soit : giration à gauche - giration à droite -
balancement en avant, en arrière, ou sur les côtés
point fixe.

Aux questions clairement élaborées dans l'esprit du radiesthésiste, les réponses parviendront toujours par “oui”, par “non” ! ou par “l'indication d'une direction”.

Toutefois deux pendules particuliers méritent d'être signalés :

- Le pendule Égyptien
- Le pendule Universel

Le pendule Égyptien

Il vient de la nuit des temps. Issu d'une formule secrète détenue par les Égyptiens, eux-mêmes héritiers de leurs lointains ancêtres, les Atlantes.

Ce pendule a une capacité d'émission mentale tout à fait réelle et n'est pas à mettre entre toutes les mains !

Le pendule Universel

Mis au point en 1936 par Chaumery et Bélizal, basé sur les lois de la physique, ce pendule est tout à la fois émetteur et récepteur de vibrations très précises.

Il se présente sous la forme d'une sphère comportant deux méridiens ; l'un électrique, l'autre magnétique ; rigoureusement équilibré de 60 m/m de diamètre, d'un poids de 125 gr. (se reporter au livre de Bélizal et Morel : *Physique micro vibratoire et forces invisibles*)

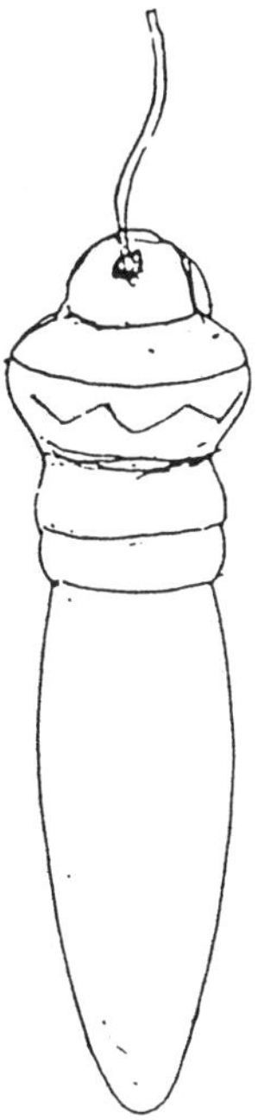

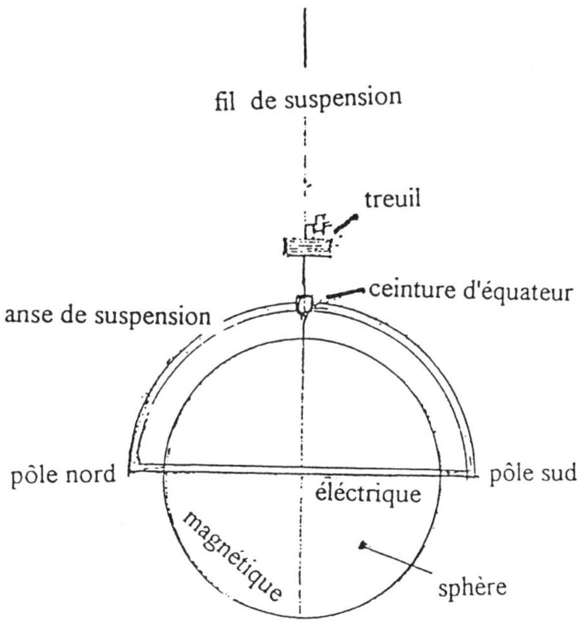

LES BAGUETTES :

Deux tiges de métal de 5 m/m de diamètre coudées à angle droit, dont une partie mesure env. 45 cm l'autre 15 cm, maintenues en parfaite rotation à l'intérieur d'un manche tenu serré dans les deux poings collés au corps, servent à la détection des passages d'eau ou de failles.

Il faut se déplacer aisément sur le terrain, tout en tenant les baguettes horizontales et parallèles devant soi : se concentrer sur ce que l'on recherche (faille, eau). Les baguettes réagissent lorsque le signal se présente, en s'ouvrant ou se refermant selon la convention établie. Il est préférable de tenir les baguettes à la hauteur de la vessie pour les recherches d'eau ; de la taille pour les recherches de failles.

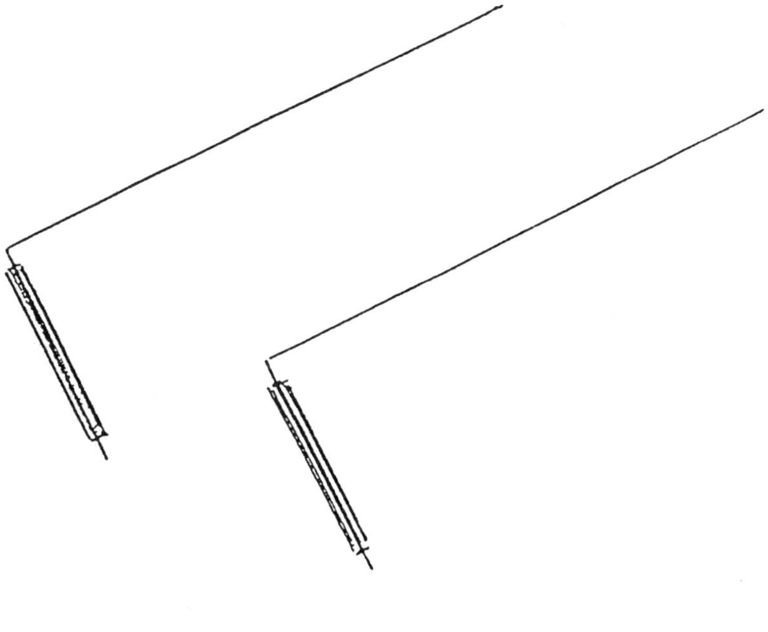

LE LOBE - ANTENNE :

Constitué d'une tige de laiton de 4 à 5 m/m de diamètre, formant une boucle en forme d'ellipse en son milieu, dont les extrémités adoptent la forme représentée ci-dessous.

Cette baguette, de forme particulière, sert à la détection des réseaux - Hartman, Curry, Sacrés -, mais aussi à "cerner" la circonférence des cheminées cosmo-telluriques.

Le lobe antenne se tient verticalement, posé en équilibre sur les deux index. Pour les droitiers l'index droit en bas, les gauchers le contraire. La boucle tenue en avant, va girer à droite ou à gauche, lorsqu'elle va "rencontrer" un mur vibratoire du réseau.

Il faut pouvoir se déplacer aisément sur le terrain.

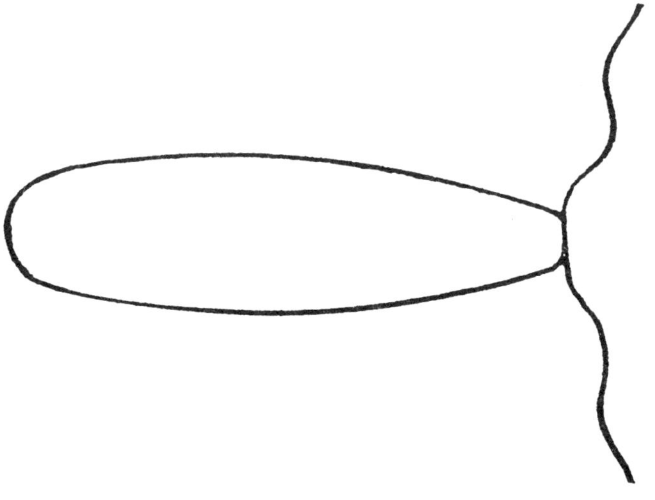

LES ABAQUES :
Ou, tableau de référence.

Le biomètre de Bovis

est une échelle de mesures, permettant d'apprécier le taux vibratoire d'une personne, d'un lieu, d'un objet ou de tout autre élément mesurable. Il sert à quantifier l'énergie qui se dégage de l'élément étudié. Les chiffres indiqués correspondent à des unités de mesures, définies en angstrom (Å)

Un angstrom correspond à : un dix millionième de millimètre.

On lance le pendule en rotation au centre du cercle, la question clairement posée dans l'esprit du radiesthésiste : ex : quel est le taux vibratoire de.... ?, le pendule va donner la réponse en se dirigeant sur le rayon correspondant.

Il faut savoir que la limite de 6 500 angstroms définit le seuil en dessous duquel s'installe la pathologie.

Au-dessus de ce nombre est la santé.

Des lieux exceptionnels tels que Lourdes, Chartres, les Cathédrales, les Églises anciennes, ou d'autres hauts lieux (emplacements sacrés, mégalithes) vibrent entre 14 000 et 20 000 A. Exceptionnellement jusqu'à 24 000 : St Jacques de Compostelle.

Fig. page suivante.

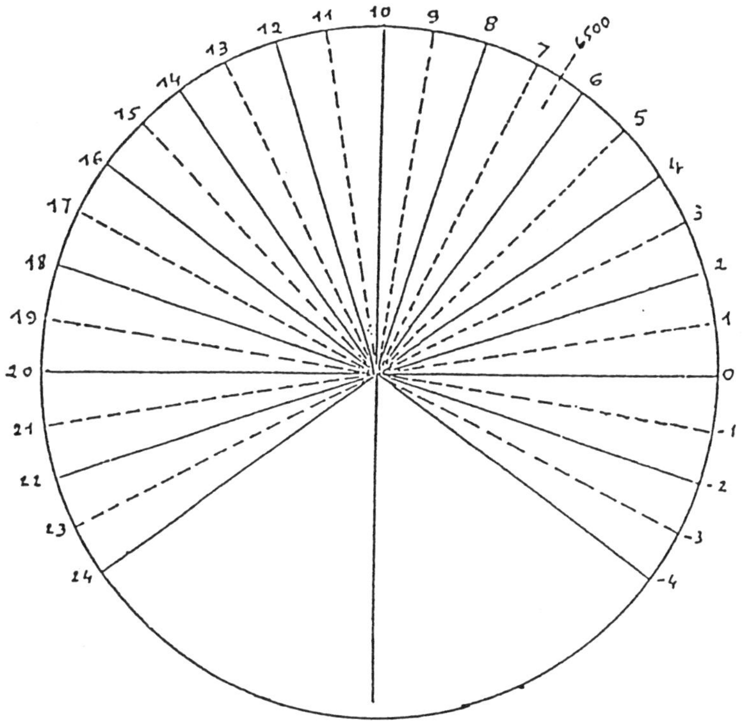

Le Biomètre de Bovis.

LE TABLEAU du Spectre des Ondes de Forme
(schéma personnel élaboré par mes soins)

Nous indique la qualité d'un lieu où prédomine :

- soit une ambiance à **polarité positive** traduisant la présence de l'énergie **cosmique** dite **magnétique**.
- soit une ambiance à **polarité négative** trahissant l'envahissement de ce lieu par l'énergie **tellurique négative** dite **électrique**.

Ce schéma nous permet aussi de mettre en évidence le spectre complet des radiations de forme :

- sept vibrations couleurs visibles
- cinq vibrations invisibles (ultra et infra).

On lance le pendule en giration sur le petit cercle du bas, la direction prise par celui-ci nous renseigne sur la polarité du lieu. De même en le lançant au centre de chaque demi-cercles latéraux nous obtenons le balayage des radiations émises par l'élément étudié.

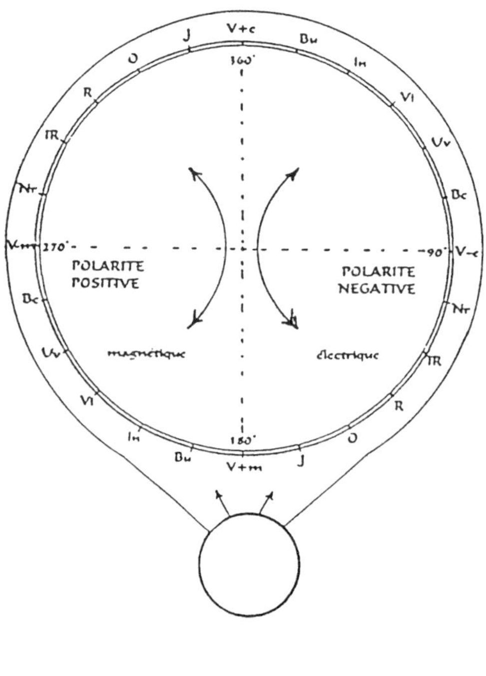

LE CADRAN Positif - Négatif :

Indiquant le % de bonnes (+) ou mauvaises (-) vibrations de l'élément étudié.

Il nous renseigne sur l'état vibratoire d'un lieu.

Il peut servir aussi à mesurer l'énergie qui se dégage d'un objet (objets chargés).

Mais, par convention mentale il peut également nous donner une information sur l'état physique ou psychique d'une personne.

Chacun peut trouver là une appréciation personnelle de quelque nature qu'elle soit.

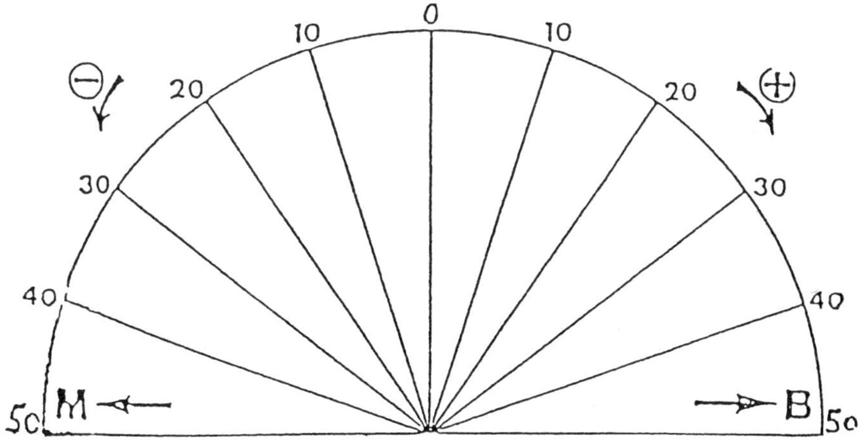

LES CADRANS Cosmique Tellurique :

Deux tableaux se complétant l'un et l'autre, servant à apprécier la teneur en énergie cosmique et tellurique d'un lieu, et de confirmer de précédentes appréciations.

Là encore, on fait girer le pendule au centre du demi-cercle. Le rayon sur lequel se dirige le pendule donne l'information.

Pour que l'équilibre cosmo-tellurique soit réalisé, l'énergie cosmique doit être deux fois supérieure à l'énergie tellurique. (Eq. = 2/1)

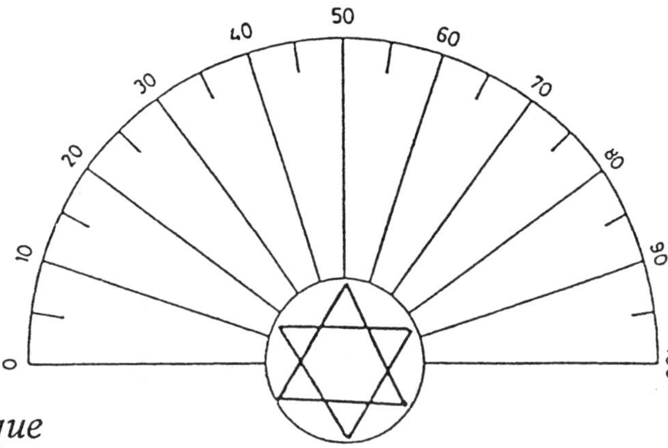

cosmique

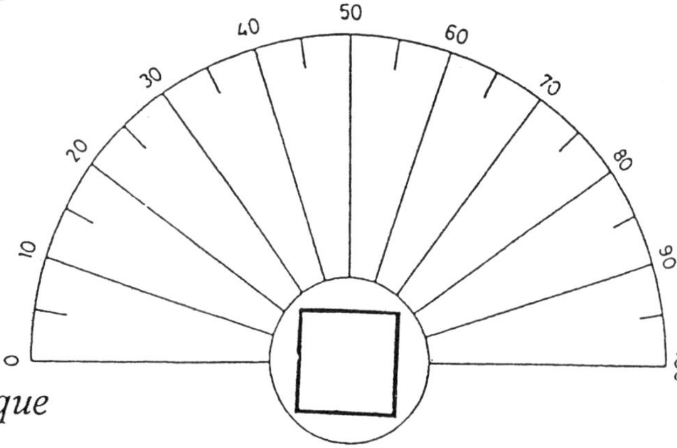

tellurique

UN TABLEAU de POURCENTAGE :

Établi sur le périmètre d'un demi-cercle, numéroté de 0 à 100.

C'est un élément passe-partout, permettant d'apprécier toute valeur utile exprimée en pourcentage, en mesure métrique (multiples ou sous multiples) en durée, peu importe ! pourvu que la demande soit toujours formulée d'une façon très précise.

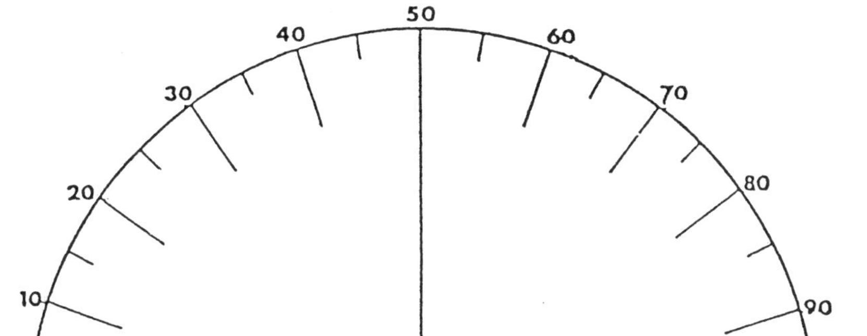

LES ONDES NOCIVES – LES RÉSEAUX

3 Catégories

1 - Naturelles

2 - Artificielles

3 - Ondes de formes

1 Naturelles -

Ce sont ces ondes (Ve-), indépendantes de l'action de l'homme sur la nature. Elles jaillissent du centre de la terre et viennent irradier sournoisement et silencieusement tout organisme vivant.

Les anomalies naturelles qui provoquent ces rayonnements nocifs ont plusieurs origines :

Les failles géologiques

Ces phénomènes géophysiques préjudiciables à la santé de l'homme sont le résultat de la rencontre de deux densités géologiques différentes, juxtaposées verticalement, horizontalement ou en oblique lorsqu'il y a glissement de terrain. Ce sont aussi des fissures plus ou moins importantes dans la matière rocheuse.

Les failles sont dites sèches lorsqu'il n'y a pas d'eau à proximité. Les autres humides, précisément parce qu'un ou plusieurs passages d'eau, permanents ou temporaires, viennent les inonder ou simplement les humidifier.

Il faut savoir que les failles favorisent le passage du "radon", gaz naturel dont le rayonnement "alpha" en permet la détection. Le radon est dangereux, il est le produit de désintégration de l'uranium. S'il existe dans une maison, il faut en permanence aérer l'habitat pour l'éliminer.

Les courants d'eau souterrains

Un ou plusieurs courants d'eau souterrains circulant sous une maison, engendrent des courants de faible intensité par frottement de l'eau sur les roches et terrains traversés (l'intensité est de l'ordre du millivolt).

Des courants de fort débit (rivières souterraines), engendrent un potentiel électrique important créant ainsi un champ électromagnétique local. Ce champ E/M favorise le déséquilibre cosmo/tellurique en amplifiant l'énergie du rayonnement tellurique.

En conséquence, un être humain dormant à l'aplomb d'un passage d'eau aura un sommeil perturbé. Sa santé se détériorera d'autant plus que pourront se conjuguer, à hauteur du lit, le croisement d'un ou de plusieurs réseaux électromagnétiques, une faille et... un passage d'eau. Nous sommes alors en présence d'un croisement hautement dangereux appelé **-point géopathogène** (voir fig. p. 92).

Le cas se présente plus fréquemment qu'on ne le croit. Malheureusement, la médecine officielle ne prend pas en compte ce phénomène naturel comme étant une des causes essentielles à la maladie.

Les eaux véhiculent aussi des informations multiples. Qu'un courant d'eau passe sous un cimetière, et le voilà chargé énergétiquement de la mémoire de toutes les maladies possibles. (Fig. p. 84)

Même les nappes d'eau stagnantes peuvent être perturbatrices.

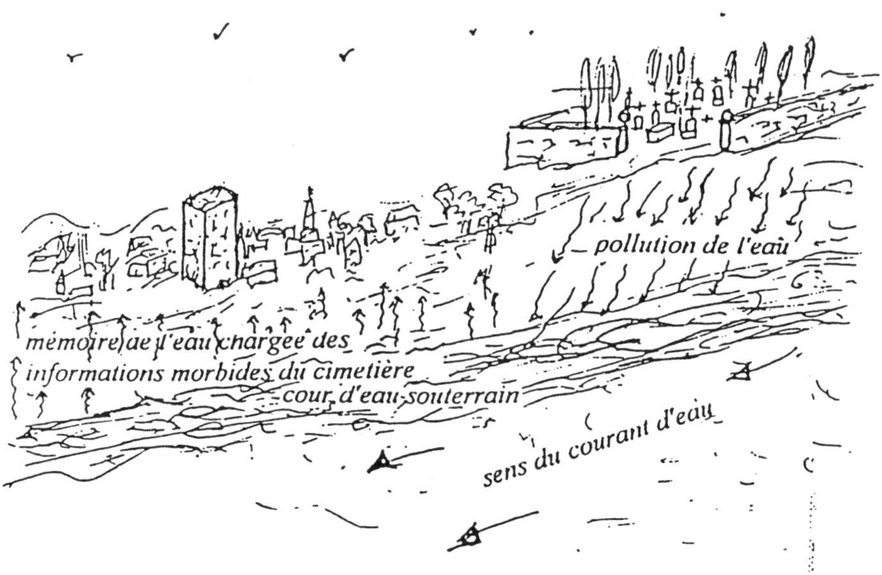

Maisons polluées par un cimetière.

Les réseaux telluriques

Notre globe terrestre possède une vie qui lui est "propre", et qui se manifeste de diverses manières.

Tout autour de sa superficie existe une énergie électromagnétique en perpétuelle activité. Pour celui qui sait en lire les variations, cette énergie qui émane de la terre représente son état de santé, au même titre que le pouls de l'homme renseigne sur le passage des énergies dans chaque organe (acupuncture).

Cette énergie est organisée en différents réseaux et en "cheminées cosmo-telluriques".

Les réseaux concernant le géobiologue, sont essentiellement les réseaux Hartman ou réseau (H), le réseau Curry ou réseau (C), du nom de ceux qui les ont découverts. (Fig. p. 92)

Il existe aussi d'autres réseaux chargés d'énergie : ce sont les réseaux "sacrés" ou réseaux "solaires" présents sur les hauts lieux (cathédrales, églises, dolmens, menhirs, chapelles, calvaires) etc...

Ces derniers véhiculent toujours une énergie positive. Les Romains les utilisaient pour orienter le tracé de leurs villes.

Le réseau Hartman :

appelé aussi réseau global, forme tout autour de la terre une résille électromagnétique semblable à un immense filet de pêcheur dont les mailles sont distantes de 2 m., dans le sens Nord/Sud magnétique (dévié de 6° sur la gauche par rapport au nord géographique) ; et de 2 m 50 dans le sens Est/Ouest (si aucune anomalie du terrain ne vient en modifier l'émission).

Il faut savoir que les bandes Nord/Sud du réseau 'H' apparentées au "Yin" oriental, ont une énergie froide, humide, d'action lente, de couleur bleutée. Elles favorisent les crampes, les rhumatismes.

Les bandes Est/Ouest apparentées au "Yang", ont une énergie chaude, d'action rapide, de couleur orangée engendrant les états inflammatoires, suivant la prédominance d'action du réseau.

Ces bandes vibratoires d'une épaisseur de 21 cm. sont de véritables murs verticaux qui montent très haut en altitude, même à travers les constructions. Ces dernières en modifient toutefois quelque peu la trame.

Une modification de ces dimensions idéales en plus ou en moins peut être observée d'une manière permanente si la constitution du sous-sol est perturbée, soit par la présence de masse magnétique ou radioactive importante, soit par la présence d'eau (circulante ou stagnante), ou de failles géologiques créant une perturbation de zone.

Des modifications ont pu aussi être observées, d'une manière temporelle, à l'occasion d'un événement exceptionnel (imminence d'un tremblement de terre, d'une éruption volcanique, d'une forte perturbation atmosphérique etc...)

Dans ce cas les bandes du réseau H s'élargissent de façon notable, 12 à 48 heures **avant** l'événement, pour reprendre une largeur normale quelques minutes après le cataclysme.

Les animaux plus sensibles que l'homme, en sont avertis avant que ne se produise la catastrophe.

Il est curieux de constater que lors d'un cataclysme non naturel (explosion nucléaire par exemple) les réseaux ne subissent **aucune modification** avant l'explosion mais restent perturbés plusieurs jours après.

Ces différences de réaction face aux événements démontrent bien que la terre est une entité vivante.

Sur un terrain en déséquilibre cosmo-tellurique, la partie la plus dangereuse pour l'homme se situe au niveau du croisement du réseau "H", à l'endroit où la ligne nord-sud croise la ligne est-ouest.

La rencontre de ces deux réseaux génère une énergie extrêmement basse. Des taux vibratoires de l'ordre de 3 000 à 4 000 angströms (quelquefois moins) peuvent y être mesurés. Comparés aux "6 500 angströms", minimum nécessaire à la vie, ces taux extrêmement bas sont une source évidente des pathologies les plus diverses.

Ce point de croisement est appelé "point géopathogène". (Fig. p. 92)

On comprendra aisément le danger que représente, pour l'être humain, un lit posé sur un tel endroit. Ainsi d'ailleurs que pour le règne végétal - plantes ne poussant pas ou atrophiées, arbres à cancer (protubérance sur le tronc et les branches), (fig. p. 90) ou pour le règne minéral.. maisons aux murs lézardés ! (Fig. p. 91)

La zone comprise entre les résilles est une zone neutre.

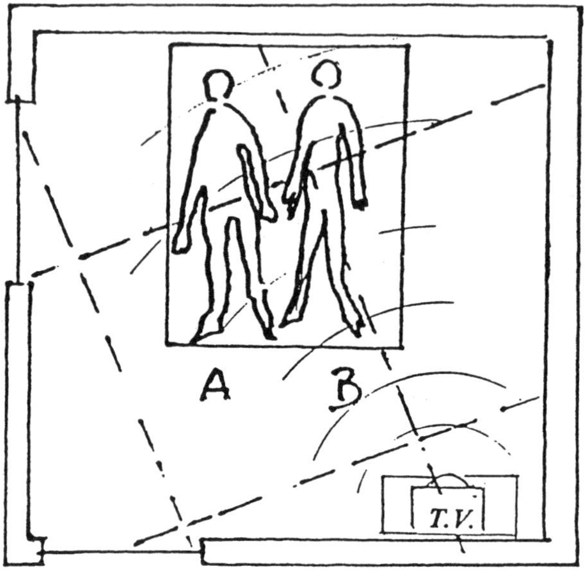

Croisement du réseau.

Si le sol est en équilibre, les dormeurs ne sont pas en danger.
Si le sol est en déséquilibre C/T, le dormeur B peut avoir des ennuis de santé au niveau du ventre.

Mais dans tous les cas, la pollution électrique en provenance de l'appareil de télévision, sera transmise par le réseau "H" si le poste reste allumé.

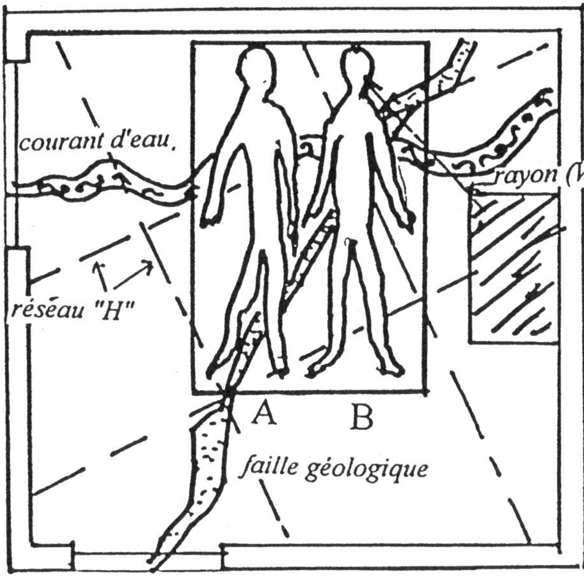

Point géopathogène.

Le dormeur "A" subit l'influence du point géopathique : son repos ou sa santé sont perturbés.
Le dormeur "B" subit diverses agressions très dangereuses :
- Le croisement du réseau H
- l'influence de la faille
- l'électromagnétisme du passage d'eau
- le rayonnement (V-) issu de la bissectrice de l'angle du meuble.

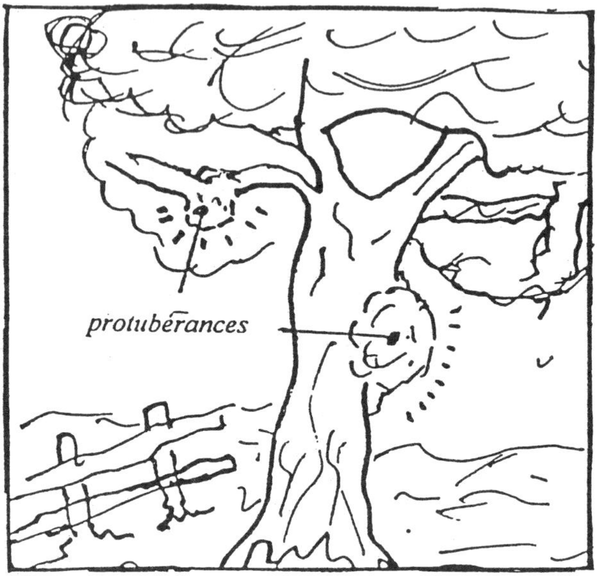

Arbre à cancer.

Arbre sur un terrain en déséquilibre cosmo-tellurique.
Posé à un croisement du réseau H.

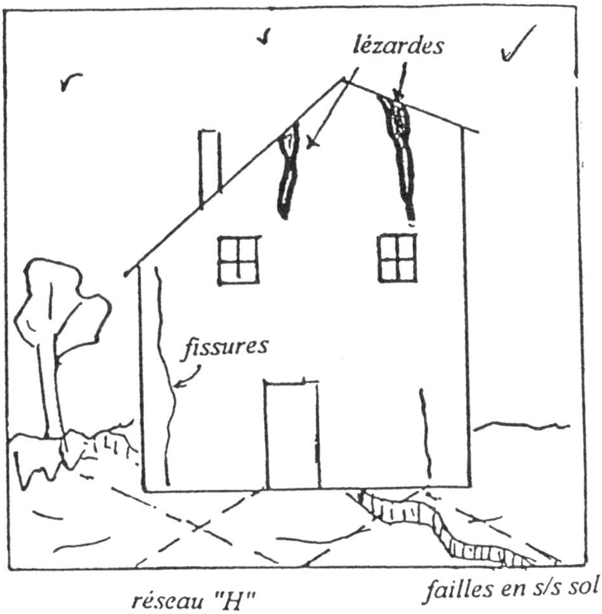

Murs lézardés.

Remarquons les lézardes sur le haut du mur. Elles se situent très souvent sur le passage du réseau H, ou à proximité d'une faille.

Les fissures en façade, très souvent à l'aplomb d'une faille, sont souvent les prémices de dégâts plus graves.
Ces éléments sur une maison doivent attirer l'attention (terrain en déséquilibre probable).

Le réseau Curry :

découvert par un Allemand, le Dr. Curry, approximativement à la même époque que le réseau Hartman, le réseau "C" offre dans sa nature à peu près les mêmes caractéristiques que le réseau "H".

Cependant le réseau "C" est orienté en diagonale par rapport au réseau "H", d'où son appellation de "réseau diagonal" - soit N.O/S.E. et N.E/S.O. Sa largeur est d'environ 40 cm. et son maillage très variable peut aller de 4 m. à 16 m. et plus.

Les croisements du réseau "C" sont nocifs au même titre que les croisements du réseau "H".

La juxtaposition d'un croisement d'un réseau "H" et d'un réseau "C", point particulièrement dangereux, est appelé ***"point étoile"***.

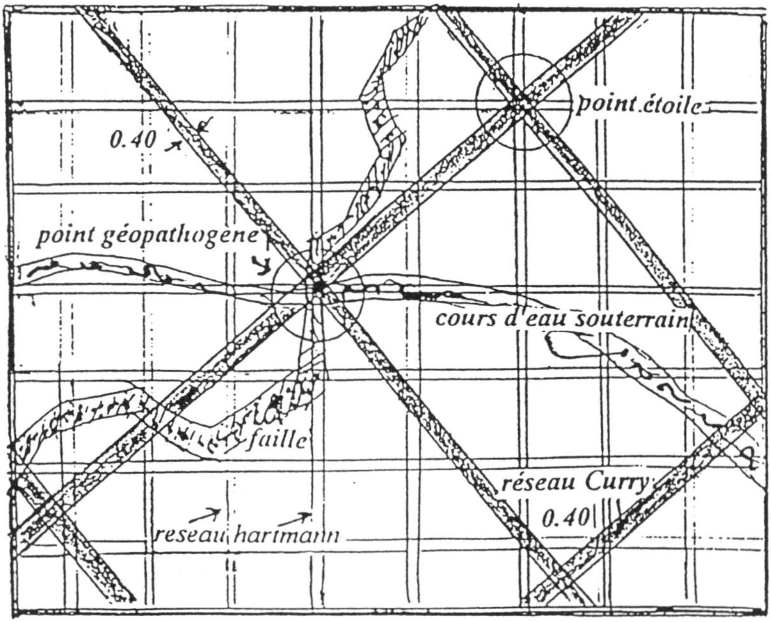

Les cheminées Cosmo-Telluriques :

Redécouvertes depuis une décennie (1985) par Monsieur Guy Tison de Bourges, les cheminées cosmo-telluriques demeurent toujours une énigme, tant par leur raison d'être, que par l'inégalité de leur répartition à la surface de la terre.

Aussi, comment expliquer que certaines régions en sont dépourvues et que d'autres en sont surchargées, à tel point que l'on peut en dénombrer plusieurs dans une même habitation. Il y a là encore un mystère à élucider.

Même s'il est satisfaisant de constater que leur existence sert de repère aux déplacements des animaux, ne pas rechercher d'autres significations à leur présence serait sous estimer leur l'importance.

Mais de quoi s'agit-il ?

Laissant sur la touche toute analyse cartésienne, on peut admettre la réalité de cylindres vibratoires verticaux, dont le diamètre peut varier de 50 cm. à 3 m et plus ; quant à la hauteur, elle n'est pas plus mesurable que celle des murs "H" ou "C".

Entre la périphérie et le centre d'une cheminée, existent 7 cercles concentriques détectables par acte radiésthésique.

En outre la cheminée C/T est animée d'une énergie de constitution inconnue, prenant successivement et régulièrement deux directions opposées : une ascendante de phase électrique à polarité négative entraînant le pendule dans le sens contraire aux aiguilles d'une montre durant plus ou moins trois minutes, mesurable au biomètre Bovis ; l'autre descendante de phase magnétique à polarité positive, faisant girer le pendule dans le sens des aiguilles de la montre en un temps plus court [30 secondes environ], (mais là encore, tout repose sur la convention avec le pendule).

De cette énergie descendante, on ne peut en mesurer l'intensité, comme si on se heurtait à un interdit ! néanmoins elle est toujours bénéfique pour l'être vivant (certainement parce que d'origine cosmique).

Entre les deux phases, un temps d'arrêt ou de balancement du pendule durant plus ou moins 45 secondes est observé.

Ces réactions pendulaires ainsi que la mesure de l'énergie montante sont prises en se positionnant au centre de la cheminée.

De plus ces cylindres vibratoires peuvent être pourvus de bras latéraux.

Si la cheminée comporte un seul bras, celui-ci se trouve dans la direction de l'Ouest. Si deux bras, direction O/E. Si 3 bras, direction O / SE / NE. Si 4 bras direction N / S / E / O.

Ces bras ont entre 30 et 70 cm d'épaisseur pour une longueur de plus ou moins 8 mètres. Ils présentent le même schéma que les "murs" du réseau "H", vibrent de la même manière et au même taux que la cheminée à laquelle ils sont rattachés.(Fig. p. 95)

<u>Divers niveaux vibratoires de l'énergie ascendante ont été observés -</u>

3 000, 4 500, 6 500 Angströms : taux nocifs
8 500 Ä. : neutre
12 500 Ä : confère un très bon équilibre vital
14 000 Ä : représente un apport très positif pour la santé.
18 000 Ä : favorise l'état spirituel, se trouve dans certaines cathédrales ou certains lieux de culte ancien, ou menhirs celtiques.

Dans le contexte des cheminées C/T ces valeurs doivent être interprétées différemment de celles exprimées sur le sol, hors cheminée.

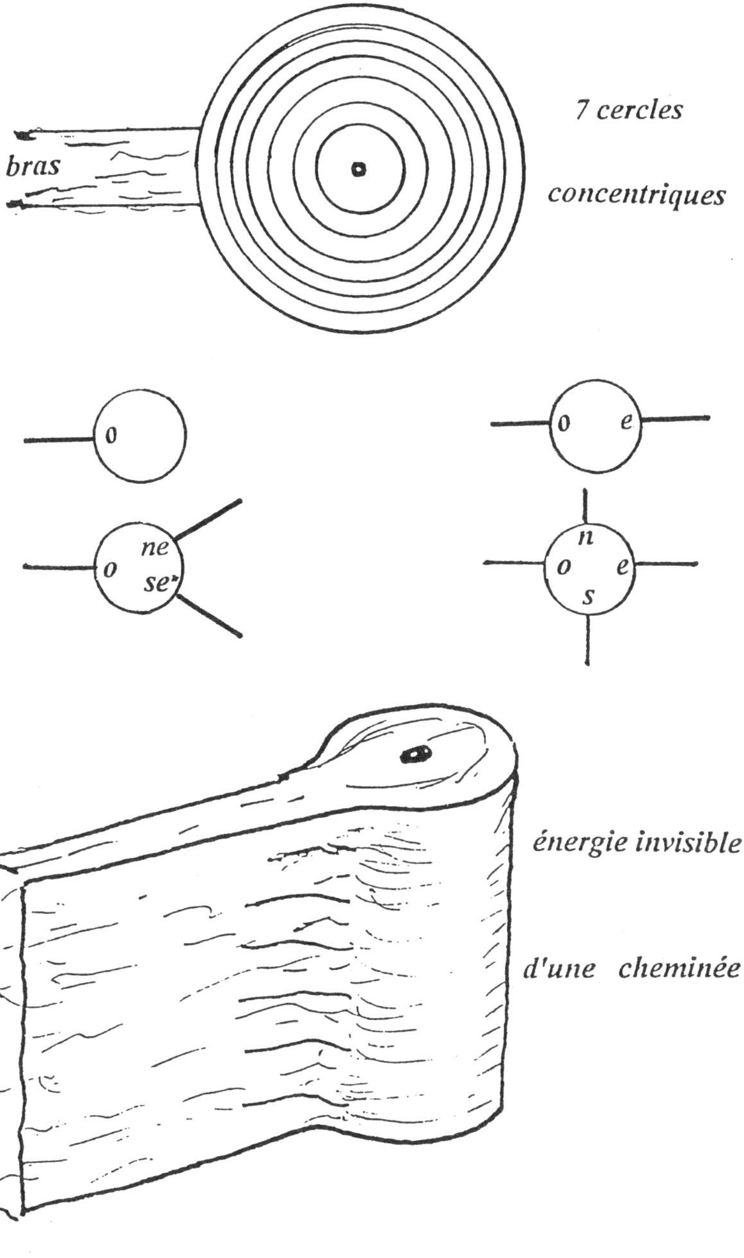

Cheminées cosmo-tellurique.

On comprendra aisément qu'une valeur vibratoire de 3 000 ou 4 500 Ä jaillissant du sol, hors cheminée, en continu sur un organisme vivant, sera nécessairement dangereuse. Or, dans le cas de la cheminée C/T il en va tout autrement, car l'énergie descendante va nécessairement tempérer, voire annuler l'énergie basse du mouvement ascendant car, nous l'avons vu, l'énergie descendante *est toujours bénéfique*.

Par ailleurs, si on considère une cheminée dont l'énergie montante est de 8 500 Ä ou plus, on peut supposer que cette vibration sera encore enrichie de l'énergie cosmique descendante.

Si un sujet se trouve dans la zone d'activité d'une cheminée cosmo-tellurique, vibrant entre 3 000 et 6 000 angströms, son énergie s'épuisera et sa santé sera nécessairement compromise.

D'autant plus, si plusieurs éléments actifs entrent en conjonction, et se superposent : croisements des réseaux "H" et "C", faille géologique, passage d'eaux souterraines. Dans ce cas, un fort risque de maladies graves peut subvenir : très souvent le cancer.

Malheureusement de tels lieux existent plus souvent que l'on ne croit.

Voici une histoire concernant l'activité parasite d'une cheminée cosmo-tellurique, dont l'énergie vibratoire était maintenue très basse à cause de la nocivité du terrain. C'est, tout au moins, la conclusion que je tirais de cette aventure.

Un jour, un homme, propriétaire d'un domaine étalé à flan de colline, me fait appeler pour faire une étude géobiologique de sa propriété.

Depuis quelques mois, il avait pris possession d'un pavillon nouvellement construit, à quelques dizaines de mètres d'une ancienne bâtisse qu'il occupait jusque-là.

Brusquement plus rien n'allait dans sa vie : insomnies tenaces, épuisement total, problèmes relationnels nouveaux, etc…

Ne trouvant aucune explication rationnelle à ses misères, il supputa “autre chose” et... il eut raison !

…Arrivé à pied d'œuvre, je constate un fort déséquilibre cosmo-tellurique.

Le taux vibratoire moyen se trouve être inférieur à 5 000 angströms. Je ressens bien vite une fatigue anormale et une nette sensation de “m'enfoncer” dans le sol, désagrément presque inévitable lorsqu'on se “branche” sur de tels lieux !

Je prends plus précisément le taux vibratoire du sol. Celui-ci accuse la redoutable vibration cancer, soit : 4 825 angströms, confirmé par la réaction positive au schéma spécifique à cette énergie.

Après un temps de repos, et la mise en place d'une protection personnelle, je recherche la cause à cet état de fait.

Bien vite, je décèle l'existence d'un importante faille humide ceinturant la propriété en un arc de cercle, sur la partie NE / SO de celle-ci.

Reprenant ma prospection à la recherche d'une autre éventuelle raison et après quelques mètres, mon pendule “bute” soudain contre un “mur vibratoire” !..

Une précision s'impose pour le lecteur.

Lorsqu'on recherche un passage d'eau ou une faille, le pendule indique une direction par son oscillation. Dès que celui-ci entre en contact avec l'élément recherché, il se balance brusquement, perpendiculairement à soi, comme s'il “butait” sur quelque chose, ou comme s'il se mettait en travers pour barrer le chemin.

Je prends donc cette nouvelle direction qui me guide sur une cheminée C/T. s'érigeant sur la dénivellation du terrain. J'en cerne la circonférence et malgré le sol en pente et recouvert de buissons je me place en son centre, pour en déterminer la vibration. Celle-ci est basse : 4 500 angströms.

Je reviens au premier signal rencontré, qui n'est autre qu'un bras de la cheminée.

Reprenant ma progression en sens inverse, je longe l'extrémité du bras. Celui-ci est positionné au niveau de la fenêtre, se déploit sur la longueur du lit pour se terminer au delà de la cloison, dans une pièce mitoyenne.

C'est précisément sur ce lit que se débat contre l'insomnie le propriétaire des lieux.

L'équilibrage s'impose.

Plusieurs pierres sont nécessaires pour réharmoniser ce vaste lieu.

La faille est "brochée" en deux points afin d'en neutraliser la virulence *(voir explication page 139).*

La vibration cancer disparaît.

Le taux vibratoire moyen monte à 9 000 angströms. Curieusement la cheminée vibre à 8 500 angströms.

Du jour au lendemain l'insomnie disparaît, la fatigue de l'homme s'estompe peu à peu.

Malheureusement quelques années plus tard, cet homme trop longtemps soumis à cette énergie destructurante, bascula à la suite d'un choc émotionnel trop intense survenu brusquement dans sa vie. Il lutta pendant plus d'un an et finalement un cancer eut raison de lui.

Il est pour moi évident que si l'exposition à ces taux vibratoires bas et à cette dangereuse énergie avait été moins longue, le choc émotionnel aurait été mieux géré.

De plus, un traitement par radionique aurait effacé chez cet homme toute trace de choc de diverses natures.

*

Voici un autre fait prouvant qu'une cheminée cosmo-tellurique peut avoir à son insu une action bénéfique sur l'être humain.

La preuve m'en a été fournie au cours du rééquilibrage d'une maison du plateau Ardéchois.

Une famille, installée depuis environ deux ans dans une vieille maison, fît appel à la géobiologie. Elle était venue y rejoindre un grand-père veuf habitant là depuis toujours.

Depuis leur installation dans cette maison, était apparu tout le cortège des anomalies fréquemment rencontrées sur les lieux en mauvais état vibratoire : insomnies, fatigues, instabilité caractérielle etc...

Seul le grand-père, continuait à mener une vie paisible et sereine.

Que se passait-il ?

...Je constate rapidement un fort déséquilibre cosmo-tellurique, un taux vibratoire entre 5 000 et 6 000 angströms préjudiciable à la santé, un manque presque total de "cosmique".

Le pâle visage des habitants reflète la fatigue, le manque d'entrain, l'angoisse.

Seul le grand-père, envié de tous, affiche un teint rose, et une mine réjouie ! Il ne connaît ni l'insomnie, ni la fatigue, hormis celle que son âge lui impose. Lorsqu'il n'est pas en forêt à ramasser champignons ou châtaignes ou occupé à son jardin, il passe ses journées sur un vieux canapé adossé depuis toujours contre un mur de la cuisine, derrière lequel se trouve son lit.

Intrigué, j'inspecte avec la plus grande attention le "coin du grand-père" ainsi qu'on l'a nommé ! Qu'elle ne fût ma surprise en découvrant précisément au-dessus et autour du canapé, un espace où le déséquilibre C/T n'existe pas. Le taux vibratoire très élevé (12 500 Å), me laisse tout de suite supposer que j'entre en contact avec une cheminée cosmo-tellurique.

A l'aide du lobe-antenne je définis le pourtour de cette cheminée qui mesure plus ou moins 2 mètres de diamètre je ne décèle qu'un bras en direction de l'ouest. Celui-ci se perd dans la nature.

De l'autre côté de la cloison, je retrouve ce taux élevé que je ne peux mesurer que par instant - durant le mouvement ascendant - dans une zone très limitée.

En fait, la cheminée se trouve “à cheval” sur la cloison et le grand'père est le seul à bénéficier de cette énergie à la fois sur son lit et sur le canapé qu'il interdit à quiconque de venir investir ; peut-être précisément en fonction d'un certain ressenti.

La maison est rééquilibrée à l'aide d'une pierre posée en un endroit précis. Le taux vibratoire général monte à 9 000 angströms.

Plus tard les habitants trouvèrent enfin le sommeil et le repos. Quand au grand-père, il continua à se “ressourcer” sur son canapé.

*

Ainsi, dans notre appartement ou notre maison, une ou plusieurs de ces mystérieuses cheminées peuvent s'y trouver.

Soit nous en subissons les méfaits, soit nous en récoltons les bienfaits.

Il est certain que lorsque nous ressentons une gêne indéfinissable dans un lieu de vie, il ne faut pas hésiter à faire faire une étude géobiologique.

2 Artificielles -

L'évolution matérielle de notre société, à l'aube du XXIe siècle, a su créer de multiples énergies artificielles pour répondre aux besoins sans cesse croissants de notre société de consommation.

Malheureusement depuis longtemps, l'homme a perdu l'art et la manière d'exploiter les énergies naturelles dont la terre peut être génératrice, et utiles à qui sait les manipuler.

Les énergies électriques, électromagnétiques, atomiques, sont de plus en plus puissantes et performantes. Mais comme toute médaille a son revers, sachons que ces énergies, sous des aspects attrayants, génèrent des champs électromagnétiques ou ioniques multiples qui peu à peu irradient sournoisement notre univers intime.

Ces champs peuvent engendrer des courants induits à distance de leurs sources.

Électricité :

Il faut savoir que l'une des principales pollutions électriques de notre temps réside dans l'installation des lignes électriques à haute et très haute tension (lignes H et HT).

Les perturbations créées par ces passages électriques sont perceptibles suivant le voltage transporté, entre 200 et 500 mètres de chaque côté de la ligne.

Des habitations construites sous le passage de ces lignes électriques à haute ou très haute tension, sont nécessairement des lieux de vie dangereux.

Les êtres vivants (humains, animaux) demeurant sous cette influence électrique, deviennent agressifs, tendus et facilement irritables. Des problèmes de fatigue et d'insomnie s'installent, favorisant l'apparition d'un état dépressif. En outre, des carences en fer et une altération des défenses immunitaires ont été observées.

L'action anti-biotique du champ électrique, empêche toute culture de pousser normalement.

La proximité des lignes de chemin de fer électrifiées, est aussi très perturbante.

Sous le passage des lignes T.H.T., un simple tube de néon tenu à la main s'éclaire par la seule ionisation électrique... imagine-t-on ce que le corps absorbe ?

Sachant que la nocivité s'amplifie avec le voltage véhiculé, il y a tout lieu de s'inquiéter ; car l'E.D.F. toujours à la recherche d'une rentabilité maximum, a parait-il en projet des lignes de 750 000, voire de 1 million de volts.

L'unique solution à cette pollution grandissante : enterrer les lignes en les isolant. Encore faudrait-il trouver une matière qui soit susceptible de faire barrage au champ magnétique qui s'en dégage... mais cela coûte cher !

Dans les maisons anciennes l'électricité s'est imposée très souvent d'une manière anarchique.

Installée au début du siècle à l'époque d'un 110 volts beaucoup moins agressif, elle n'alimentait pratiquement que des ampoules électriques. Les prises de terre quasiment ignorées furent rapportées plus tard, mais rarement aux normes (maximum confortable : 13 ohm).

Par la suite, les multiples appareils ménagers électriques sont venus amplifier la pollution. Ceux-ci devraient tous être blindés et reliés à la terre, (précaution rarement prise) en particulier le micro-onde, appareil relativement dangereux pour un usage constant.

Il est reconnu pourtant que la pollution électrique sur l'organisme humain n'est pas sans danger !

Voir l'article du docteur Santini. (p. 104)

Un simple fil électrique placé sous un lit et servant à éclairer une lampe de chevet, un radio-réveil, une chaîne

Hi-Fi ou une télévision, peut être à l'origine d'insomnies, de fatigues matinales, de céphalées.

Ce cas a été observé dans une chambre d'enfant où se trouvait une lampe de chevet alimentée avec plusieurs fils en relation avec un plafonnier métallique à abat-jour concave faisant antenne, plus une prise de terre défectueuse. Résultat : un enfant grognon, insomniaque avec de fréquents problèmes de santé.

Une prise de terre défectueuse (de résistivité supérieure à 13 ohms) peut être à l'origine de bien des déboires de santé (à faire tester lors du passage d'un géobiologue). Si elle est située en terrain conducteur, elle peut véhiculer des ondes nocives dans les circuits électriques.

Que faut-il penser de l'appareillage électrique des chambres d'hôpitaux où l'énergie cosmique est quasiment inexistante ?

A noter : les cristaux liquides de la montre portée au poignet, de même que ceux du radio-réveil, enlèvent un pourcentage d'énergie relativement important.

Il faudrait mieux éviter d'avoir un radio-réveil sur la table de chevet. Car ce radio-réveil même placé à plusieurs mètres du lit, mais sur le trajet d'un réseau "H" passant sur celui-ci, sature le dormeur de tout un potentiel négatif pouvant être à l'origine d'un manque d'énergie le matin au réveil.

Une source fréquente et insoupçonnée d'autres ondes artificielles à ionisation positive, néfastes pour la santé, peut être générée par des cavités fermées, sans circulation d'air : galeries souterraines, lignes de métro, anciennes galeries de mines désaffectées, fosses d'aisance inutilisées, puits anciens comblés ou non, bassins de décantation, caveaux bouchés, vides sanitaires où l'air ne circule pas, anciens conduits de cheminées bouchés (souvent vu dans les maisons anciennes) etc.

Le docteur Santini : « Des radiations très néfastes »

11-4-92

POUR certains scientifiques, les radiations électromagnétiques sont dangereuses. Tel est l'avis du docteur Roger Santini, spécialiste en bio-environnement électromagnétique, de l'Institut national des sciences appliquées. Il s'explique au « Parisien ».

« Le Parisien ». — Vivre à proximité de lignes électriques de très haute tension, est-ce dangereux ?.

Dr Santini. — A partir du moment où l'on vit à au moins cent mètres de part et d'autre de la ligne, on peut se considérer à l'abri. Mais de récentes études réalisées par des spécialistes américains et français ont montré que ces lignes provoquent d'importantes radiations électriques et magnétiques particulièrement néfastes.

« L.P. ». — En quoi ces radiations sont-elles dangereuses pour la santé ?

Dr S. — Les champs magnétiques modifient bon nombre de sécrétions hormonales indispensables au métabolisme, diminuent notamment la production des lymphocites, ces globules blancs chargés de défendre l'organisme contre les agressions extérieures, et donc, abaissent les défenses immunitaires, nous rendant plus vulnérables aux maladies.

« L.P. ». — De quelles affections s'agit-il principalement ?

Dr S. — Des expériences menées chez l'animal et les observations chez l'homme ont permis de démontrer que des lignes de 400 000 volts favorisaient l'apparition de certaines tumeurs, et particulièrement des cancers liés aux bouleversements hormonaux tels que les cancers du sein, de la protaste, etc. Le champ magnétique perturbe notre équilibre chronobiologique (qui règle à heure fixe nos différentes fonctions organiques comme la production d'hormones et de diverses substances). Il entraîne notamment la quasi-disparition de la mélatonine, produite la nuit. Or, cette substance est essentielle. Non seulement la mélatonine permet de réguler les facteurs de stress mais aussi, elle joue un rôle protecteur contre le cancer ! Vous savez, en Allemagne, il est interdit d'installer une ligne à haute tension à moins de deux cents mètres d'un lieu d'habitation. Croyez-moi, cette disposition est tout à fait justifiée.

Propos recueillis par Blanche Rival

Article du Dr. Santini paru dans “le Parisien”.

Electromagnétisme :

Que dire sur l'électromagnétisme ? sinon que nous sommes à présent asservis par ce mauvais génie paré de mille attraits pour nous séduire.

Depuis toujours, l'homme est soumis à des champs magnétiques naturels ; ceux des ondes cosmiques ou celui qui fait réagir l'aiguille de notre boussole, etc..mais ce champ est *continu*.

Depuis la seconde moitié de notre siècle, un déferlement électromagnétique, s'amplifiant au fil des ans, crée autour de nous une ambiance vibratoire de plus en plus dramatique ; car les champs magnétiques ainsi émis sont *alternatifs*. Ils agressent les cellules de notre corps par un changement continuel de polarité, du + vers le -, et du - vers le +.

Cet envahisseur invisible, impalpable, dont les conséquences biologiques s'avèrent souvent déplorables, n'est jamais soupçonné d'être à l'origine de nos maux.

Il faut savoir que le corps humain, se comporte comme une antenne, et qu'il est de plus en plus imprégné d'électromagnétisme.

Les ondes proches de 100 MHz sont celles qui pénètrent le plus facilement le corps humain, et quand on considère la prolifération des radios locales émettant sur la bande FM de 88 à 108 MHz, il y a là encore tout lieu de s'inquiéter, car cette portion de longueur d'ondes a une action nocive sur le système nerveux, sur le système cardio-vasculaire et sur le cœur.

Sachons le ! L'éventail électronique grandissant de jour en jour menace notre santé.

Tout d'abord le poste de télévision, présent dans pratiquement 100 % des foyers. Sait-on que l'écran émet des rayonnements *alpha, bêta, gamma, thêta, nu, zêta* ? que le rayonnement du tube cathodique diffusant aussi bien par l'avant que par l'arrière du poste, peut être capté à plusieurs kilomètres du téléviseur ?

Des expérience de source sûre, l'ont prouvé !

Il est recommandé de ne jamais placer un lit, à l'aplomb d'une hampe d'antenne TV.

Les ordinateurs présentent le même inconvénient que les écrans TV. Pour s'en protéger, il existe un petit appareil porté autour du cou (Dio-Res-Cal - Sté. Promatech. La Barotte 24 560 MONSAGUEL), celui-ci absorbe les rayonnements nocifs.

Enfin, citons les caisses enregistreuses, certaines calculatrices électroniques, les téléphones portatifs, les appareils ménagers de plus en plus sophistiqués, les alarmes électroniques, les chaînes hi-fi (surtout celles placées dans la chambre à coucher !), pendules électriques... et certainement bien d'autres appareils, fruits de notre époque.

Il reste certain pourtant que nous ne pouvons nous passer de la fée électronique (sans elle ce livre n'existerait pas), mais veillons à ne pas en abuser.

Puissent les parents comprendre le réel danger que courent leurs enfants, à passer des journées entières devant les écrans de toutes sortes.

Le nucléaire :

Le nucléaire est une incontestable évolution technologique.

Malheureusement, cette puissance considérable est très souvent utilisée à des fins destructrices. Mais de toute évidence, cette énergie n'engendre que des radiations mortelles.

Que faut-il penser des explosions nucléaires souterraines, dont les multiples réseaux véhiculent l'information ?

3 Ondes de formes :

Notre vie se déroule au sein d'une multitude de formes, géométriques, indéfinies, volumineuses ou planes.

Le rayonnement des O.F. est le résultat d'un champ défini, à l'intérieur duquel l'information et l'énergie se rejoignent

Or, chaque volume, chaque objet et même chaque figure plane (peinture, croquis, dessin...) émet dans l'espace des vibrations spécifiques à sa forme (onde porteuse = énergie), qui peuvent être chargé d'un "message" (onde portée = information).

Cette émission peut se produire dans une direction définie ou rayonner en de multiples orientations, mais adopte toujours un schéma vibratoire spécifique à l'objet émetteur.

En fonction du "message porté", ces émissions vibratoires ou "vecteur actif" sont soit positives, négatives ou neutres pour l'être vivant baignant dans le champs de forme énergétique créé et délimité dans l'espace par la puissance de son potentiel vibratoire.

De plus, dans une demeure cette émission peut être amplifiée par tout ce qui est actif dans le sol : sources, failles, courants d'eau, falaises, constructions ; ou par diverses œuvres architecturales (ex : construction moderne ayant la forme d'une pyramide inversée - voir fig. p. 65) ou encore par des objets les plus divers et les plus inattendus tels que : ...piquets métalliques, mangeoires dans une étable,...cul de bouteille champenoise, dont la forme peut rétablir une ambiance polluée !! etc.

De plus, cette émission peut être chargée d'une information destructrice, engrammée volontairement (dans un objet par exemple) !

Une anecdote va illustrer ce propos.

J'ai souvenir d'un tel rayonnement nocif débusqué dans une statuette chargée d'un message de mort. Une personne en avait fait cadeau à une "soi-disant" amie, en lui conseillant de placer l'objet sur un meuble "en face de son lit" ! recommandation qui fût scrupuleusement respectée.

Appelé sur les lieux, pour le rééquilibrage de la maison, construite sur un terrain en total déséquilibre C/T. il m'avait été demandé d'inspecter la chambre à coucher. Un malaise profond y était ressenti.

Les occupants de la chambre souffraient d'un sommeil peuplé de cauchemars, ou d'insomnies fréquentes.

La statuette placée face au lit, "chargée" d'une énergie vibratoire de forte nocivité, émettait un rayonnement (Ve-) sur plusieurs mètres et recouvrait le lit dans sa totalité.

Après bien des recoupements, il apparut que la personne qui avait offert le "cadeau" gardait en elle une rancune tenace d'un fait banal. Elle souhaitait toutefois faire croire à une "réconciliation" !

Cette personne avait sans doute plus agi par bêtise qu'en connaissance de cause ; mais le doute reste toujours permis !

Toute structure donc, ou toute figure géométrique abstraite, libère une onde de forme qui, de par sa capacité vibratoire, émet un "champ de cohérence" porteur ou non d'informations susceptibles d'influencer en bien ou en mal notre propre champ vibratoire, si l'on se trouve dans le rayon d'action de l'objet considéré.

A ce sujet il est bon de savoir que, tout autour de la terre, existe un immense champ électromagnétique dans lequel des informations de toutes sortes sont émises par milliards à des vitesses prodigieuses et de façon permanente.

Ce même champ électromagnétique émis par chaque être vivant, est porteur des vibrations caractéristiques de cet être. Ce champ vibratoire propagé dans toutes les directions se noie dans le champ électromagnétique terrestre.

On peut donc en conclure qu'un individu est présent partout à la fois sur la planète, selon une *fréquence génétique* qui lui est propre.
Cela explique les traitements à distance faits par "radionique" à l'aide d'un témoin du sujet, selon "la loi de résonance".

Dans ce cas en effet, il est possible de capter la *fréquence génétique* d'un être vivant, d'en décomposer chaque couche énergétique, afin d'obtenir un profil analytique par excès ou par défaut, du bon fonctionnement de chacunes des structures vibratoires de cet être (corps subtils, chakras, éléments physiques). Il est possible encore de trouver les causes éventuelles du dysfonctionnement de ces structures et d'y apporter l'information nécessaire à leurs réharmonisation.

Toujours selon la "loi de résonance", il est possible enfin de transmettre selon les besoins l'information de tout élément stabilisateur (homéopathie, fleurs de Bach etc..) sur toute structure vibratoire, et ceci par l'intermédiaire d'un témoin du sujet à traiter car, une partie d'un TOUT fait toujours partie intégrante de ce TOUT.

Afin d'obtenir une image un peu plus précise des ondes de forme, penchons-nous sur un courant d'eau.
Cette schématique visible nous permettra d'appréhender... l'invisible !

Si l'on observe un cours d'eau en aval d'un rocher placé sur son parcours, que remarque t'on ?
En amont l'eau glisse sans ride aucune, le rocher survient et tout autour, l'unité aqueuse un instant déchirée tourbillonne, semble s'agiter davantage, puis se reforme peu après l'obstacle franchi en gardant toutefois sur une courte distance la marque spécifique de l'obstacle.

Mais, plutôt que de suivre la dynamique de ce cours d'eau, gardons les yeux rivés en aval du rocher dans cet espace déchiré, juste avant que l'eau ne reprenne son uniformité. On observera un schéma particulier, pareil à nul autre (le dessin formé par les rides de l'eau).

On peut considérer que le rocher a imprimé dans l'eau une "onde de forme" spécifique à sa nature.

Si l'on avait la possibilité de mesurer avec précision la vibration émise par cette forme nouvelle, créée par la présence du rocher, on se rendrait compte que celle-ci est différente de la vibration de l'eau glissant sans rides avant d'atteindre l'obstacle.

Laissons un instant, libre cours à l'imaginaire.

Supposons que le rocher envoie une information très précise à l'eau qui entre à son contact ! [par exemple la modification du métabolisme d'une certaine race d'herbe aquatique]. Dès lors, l'eau sera porteuse d'un message très spécifique... dont le rayon d'action sera limité par la puissance d'émission de la forme. Mais, à l'intérieur de ce "champ d'action" toute particule d'herbe aquatique en "subira" l'information.

Pour conclure, on peut qualifier d'onde passive toute modification vibratoire créée par le seul volume de la forme géométrique développée dans l'espace. Cette onde passive peut jouer le rôle "d'onde porteuse" et devenir le véhicule d'une "onde portée". Elle devient ainsi une onde active.

"L'onde portée" est dans ce cas, très souvent, une information mentale incorporée volontairement lors de la création de la forme (objet), ou engrammée lors d'un cérémonial (par exemple le prêtre qui bénit de l'eau, une image, une médaille, un lieu etc…)

L'information déversée dans la forme peut aussi être involontaire. Dans ce cas il peut s'agir d'une information de souffrance morale ou physique générée par celui qui fabrique l'objet, et imprègne celui-ci de son énergie négative par simple manipulation.

Malheureusement dans ce cas l'objet déverse à son tour ce qu'il a reçu.

Hélas le plus souvent l'information négative a été induite sciemment et dans un but précis.

Le monde immense des ondes de formes est illimité, inattendu, déroutant et échappe bien évidemment à toute logique. Une simple pensée peut créer une onde de forme.. bonne ou mauvaise ! Cela peut nous inciter à contrôler davantage notre mental.

Un étrange récit terminera ce chapitre.

Je tiens à relater les faits tels qu'ils ont existé, sans éclipser le moindre détail.

Il arrive que l'on soit à notre insu "manipulé" par la puissance d'un objet maléfique, à tel point que l'on peut élaborer contre soi-même une mécanique destructrice, comme si l'on agissait sous l'emprise d'une volonté supérieure.

J'en veux pour preuve, une étrange aventure qui m'a permis de découvrir, puis de démonter une machine infernale, dont les protagonistes furent à la fois victimes et bourreaux.

Un jour, on me présenta le plan et les photos d'un luxueux appartement neuf, sis dans un complexe immobilier de la région du Nord.

Les propriétaires, un couple de retraités installés là depuis six mois, avaient brusquement perdu du poids.

Cet amaigrissement avait provoqué un certain état d'anxiété et d'excitation.

Le médecin homéopathe qui les soignait, ouvert de surcroît à toute autre conception de la maladie eut l'excellent réflexe, devant l'état alarmant de ses patients, de tester un plan de leur appartement.

Pendant cette investigation celui-ci pressentit une réelle anomalie en ce lieu.

Lorsque j'étudiais à mon tour le plan que l'on me soumit j'y relevais un fort déséquilibre cosmo-tellurique (accompagné des paramètres négatifs correspondants), et fus pris d'un étrange sentiment, comme si...quelque chose de singulier perturbait l'atmosphère du lieu.

A la vue des photos des pièces de l'appartement cette sensation s'amplifia et se précisa lorsqu'on me présenta celle d'un meuble ancien, sur lequel trônait majestueusement un objet de porcelaine d'environ 20 cm. de haut, représentant une chouette.

Dès lors, je fus presque certain que l'objet testé était en grande partie responsable des épreuves subies par le couple. D'autant plus que certains malaises d'une autre nature étaient apparus depuis environ 20 ans chez la dame. Le couple habitait alors dans un autre immeuble certainement en meilleur état vibratoire. Et voilà vingt ans... que le mari avait offert cet objet à son épouse !

... L'hiver suivant une fois sur place, je constatai la réalité du fort déséquilibre C/T et découvrais quelque chose d'ahurissant.

La vue et le contact de l'objet supposé dangereux, confirma mes craintes, au-delà de mes supputations.

La maîtresse de maison avait elle-même mis en place à son insu une mécanique infernale.

Voici ce que je découvris.

L'objet en question, posé sur le meuble placé contre un mur du vaste salon rectangulaire, avait en face de lui, placé sur le haut d'un meuble étroit adossé au mur opposé, un autre objet représentant une tête de nègre au faciès inquiétant.

Était-ce l'objet "chouette" qui avait "contaminé" cet autre objet ou était-il lui-même engrammé ? toujours est-il que ces deux statuettes vibraient en parfaite harmonie négative (rayonnement compris entre le blanc et le noir du spectre).

Ce que je découvris ensuite me stupéfia !

Le rayonnement mêlé des deux objets focalisait un troisième impact : un tableau fixé sur le mur latéral.

Ce tableau représentait un point de fuite étrangement fascinant par l'impression d'attraction qu'il dégageait.

De part et d'autre du centre de cette peinture, deux rangées d'arbres bordaient un chemin ensoleillé et tout au fond, la porte obscure d'une maison... Qu'y avait-il derrière cette porte ?

Au centre du triangle matérialisé par la chouette, la tête de nègre et le tableau : un canapé, coin de repos habituel de nos deux malheureux amis qui ne se doutaient pas que là, précisément, se trouvait l'autel de leur agonie ! au centre même de l'espace infernal délimité par leurs soins.

En fait, en stationnant en ce lieu, ils se dématérialisaient en quelque sorte !... au-delà de la porte ouverte sur la nuit !

Un détail étrange m'advint avant mon voyage, étrange mais de bon augure, me sembla-t-il :

J'avais décidé avant mon départ, de trouver une pierre ayant une forte vibration, afin de la substituer à la chouette de porcelaine, pour nettoyer cette atmosphère polluée.

Je me rendis en un lieu où se trouvent des pierres très chargées en énergie positive. J'en découvrais une sensiblement de la même taille que celle de l'objet pollué.

Lorsque je la pris et la retournai, je découvris avec stupeur sur la surface tourmentée de la pierre trois trous placés, creusés par l'érosion (deux yeux, un nez) lui donnant à s'y méprendre une allure de.. chouette.

Étrange aussi... la nuit qui suivit le rééquilibrage du lieu et la destruction des objets chargés fonctionnant en syntonie : le médecin qui fût à l'origine de cette démarche entendit à plusieurs reprises le hululement d'une chouette déchirant la nuit !

Un détail encore... il n'y a jamais de chouettes, m'a-t-on affirmé, dans cette région du Nord !... mais ne faut-il pas plutôt voir là une symbolique ?

Ne peut-on plus précisément évoquer la réalité invisible d'un élément devenu indiscernable parce que confondu au décor. Il en perd son identité à tel point que l'on peut affirmer qu'il n'existe pas.

Survient une aventure dont il en devient le centre, et voilà notre élément apparaissant soudain étrange, inhabituel inattendu !

Je suppose que telle est la réalité de la chouette...

PATHOGÈNIE

Comme énoncé plus haut, tout individu vivant sur un terrain équilibré peut traverser l'existence sans grande difficulté, tant au niveau de sa santé, que de sa vie sociale, professionnelle, relationnelle etc...

Par ailleurs, bien des améliorations à tous les niveaux ont été constatées après rééquilibrage d'un lieu de vie.

Mais si les aléas de l'existence font que le lieu d'habitation change (déménagement, changement de situation etc...) pour un lieu en déséquilibre C/T, toute une vie peut basculer (fait constaté de nombreuses fois).

Dans l'ignorance la plus totale, on incriminera jamais sa propre maison d'être à l'origine de son malheur.

Pourtant l'explication est tragiquement simple !

La résistance naturelle de l'organisme immunise pour un temps l'être humain des nombreux effets pathogènes, dûs aux ondes nocives ; mais peu à peu les choses se dégradent.

Les tendances morbides s'expriment :

- soit en relation avec l'ampleur du déséquilibre C/T
- soit en fonction des divers rayonnements émis par la terre (voir les radiations pathogènes réparties entre le noir et le blanc. P. 63). Il est courant d'observer dans une même famille un individu plus rapidement ou plus intensément

atteint que les autres, en raison d'une plus grande sensibilité ou tout simplement d'une exposition plus précise sur un rayonnement dangereux (lit).

Plusieurs constats ont été faits à ce sujet : un couple reposant toujours à la même place dans le lit. L'un d'eux victime d'un cancer disparaît. Le second dort à l'emplacement du disparu, il est atteint à son tour de la même maladie et sur le même organe.

Cette succession de faits cessera si une juste polarisation des lieux est réalisée

En ce qui concerne le domaine psychiatrique, on observe parfois des résistances aux traitements classiques. Dans ces cas l'origine des maladies n'est pas de nature psychologique, bien que s'exprimant à travers des comportements anachroniques d'ordre émotionnel.

Par contre ces états morbides trouvent bien souvent leur origine au contact de certaines émanations, venant des profondeurs de la terre, par dépolarisation de certaines composantes du corps humain.

Une certitude enfin, partagée par les médecins énergéticiens (homéopathe, acupuncteur, chiropracteur etc...), il est **toujours** plus difficile, voire impossible, de traiter un patient séjournant sur un lieu en déséquilibre cosmo-tellurique. Cela explique les échecs de traitements pourtant judicieux, que ce soit en médecine énergétique, ou en médecine allopathique. Là, des surdosages inutiles s'avèrent nécessaires pour faire réagir les patients.

Si le lieu est rééquilibré, le praticien aura alors la satisfaction de considérer la justesse de son raisonnement.

En fait, ces patients souffrent d'un *"Stress géopathique" "...les patients souffrant de stress géopathique ne réagissent à aucun traitement tant que la source de ce stress n'a pas été désamorcée..."* David Tansley.

De nombreuses recherches ont mis en évidence la concordance du cancer, avec la proximité de failles de direction est/ouest ou avec la présence de sources, lorsque le sol est en déséquilibre C/T.

Une bien triste anecdote va illustrer ce propos.

Un proche ami vivait sur un lieu où une forte émanation tellurique lui dérégla irrémédiablement la mécanique subtile du sommeil naturel.

Le corps médical officiel suppléa à cette déficience par un sommeil chimique, peu réparateur et de courte durée, sans toutefois se poser la question essentielle : pourquoi cette insomnie quasi permanente ?

Cet ami épuisé et de plus meurtri par de difficiles relations familiales s'adonnait avec excès aux vertus toniques de la nicotine, croyant ainsi alléger sa fatigue chronique.

Le résultat en fût l'apparition rapide d'une profonde toux pulmonaire tenace jusqu'à ses derniers jours.

Il vivait à la limite de la rupture tant son énergie vitale s'amenuisait.

Cette rupture eût lieu un jour !

Un accident survint dans sa vie professionnelle.

Une jambe fracturée le cloua au lit plusieurs jours.

Deux mois plus tard, sa jambe plus ou moins rétablie lui permit à nouveau de se déplacer. Mais l'inaction entretenant son penchant funeste pour le tabac, trois paquets furent nécessaires pour combler ses jours et ses nuits.

Son organisme encore plus affaibli, mobilisant une grande partie de son énergie à la reconstruction de l'os brisé, n'eut plus la capacité nécessaire pour lutter contre l'agression tellurique à laquelle il était exposé.

Tabac... cancer du poumon... chimiothérapie... l'organisme agressé de toute part, céda définitivement.

Son lit, placé sur un point étoile (croisement de réseaux "H" et "C" superposés à une faille est/ouest, et à une rivière souterraine), était devenu l'antichambre de son cercueil.

Maintes fois j'avais insisté pour rééquilibrer ce lieu dangereux, mais... il n'y croyait pas !

*
* *

Le comportement des animaux ou la réaction des végétaux nous apportent les preuves irréfutables du changement de l'ambiance vibratoire, qui s'opère après rééquilibrage d'un lieu.

Les animaux plus proches de nous réagissent immédiatement, grâce à leurs instincts, les végétaux plus lentement au rythme de la sève qui les nourrit.

Observons tout d'abord un chat !

On sait que le chat est un des rares animaux à se complaire sur les points géopathogènes. On pourrait même dire qu'il tire ses forces des ondes nocives...

Au rez-de-chaussée d'un immeuble Parisien, construit au-dessus d'un ancien cimetière sur un terrain en fort déséquilibre cosmo-tellurique était un chat ! Habitué à passer ses jours et ses nuits en des endroits précis (sur les genoux de sa maîtresse une partie de la journée, sur le lit de celle-ci pendant la nuit etc..) bref ! comme bien des chats, son parcours journalier était pratiquement semblable d'un jour à l'autre.

Vint le rééquilibrage de cet appartement où mari et femme subissaient de graves ennuis de santé.

A l'arrière de l'appartement une pelouse se prêta au rééquilibrage du lieu par une "aiguille d'acupuncture" (tige métallique de 80 cm) enterrée en un point très précis. Cette opération de rééquilibrage différente de la pierre, mais toujours en relation avec la polarité, assura l'équilibre recherché.

Rapidement le chat désorienté délaissa ses coins habituels au grand étonnement de sa maîtresse. Il passa ses heures de repos couché au-dessus de l'aiguille certainement pour profiter au mieux des ondes nocives, concentrées en ce point.

Après plusieurs jours, il prit l'habitude d'aller dormir en un coin encore plus éloigné de l'appartement.

Des mesures radiesthésiques, reprises plusieurs mois plus tard, permirent de constater que l'endroit choisi était placé à la limite d'action de l'aiguille d'acupuncture au plus près de l'appartement, mais curieusement situé au croisement d'un réseau "H" là, où l'énergie sourd de la terre.

L'explication de ce comportement étrange réside dans le fait que le chat ne recevant plus dans l'appartement les ondes négatives dont il se nourrissait, les a retrouvées "concentrées", pourrait-on dire, au-dessus de l'aiguille.

Plusieurs mois après, il partagea son temps entre la maison à laquelle il était habitué et ce point précis où il allait se "ressourcer" plusieurs heures par jour sur le croisement "H".

* * *

Un chat encore, un vieux chat presque aveugle, toujours couché en un coin de jardin à quelques mètres de la maison.

- Il passe sa vie, là, immobile, me dit-on !

On me demanda de rééquilibrer ce lieu, où le propriétaire était atteint d'un cancer.

Le sol en déséquilibre cosmo-tellurique au taux vibratoire très bas, accusait la terrible vibration cancer. (4825 Å)

Une fois l'opération de rééquilibrage terminée, l'harmonie cosmo-tellurique rétablie et les divers taux énergétiques devenus positifs, une sensation de "mieux être" se fit sentir.

Terminant mes relevés en divers points de la propriété je fus attiré par le manège du chat. J'appelai le propriétaire qui fut surpris en voyant son gros matou se livrer à un exercice tout à fait inhabituel, pour son âge.

...celui-ci tourne autour du point bien précis où il se repose depuis toujours, comme si on avait déposé en cet endroit un élément invisible qui lui ravit sa place. Il vient au centre de ce point, gratte furieusement avec ses deux pattes avant, recule, tourne, revient gratter, tourne encore en lâchant de rauques miaulements, et s'en va dépité se cacher sous une haie...

Le propriétaire est abasourdi par un tel comportement. Je lui explique que, ayant supprimé l'énergie tellurique négative émanant fortement du sol au niveau des croisements du réseau Hartman (là où reposait précisément le chat), le rééquilibrage du lieu a eu pour effet de tarir les ondes vibratoires jaillissantes, utiles à la physiologie du chat.

Le comportement de cet animal m'a apporté une fois encore la preuve de l'efficacité du rééquilibrage par la pierre.

* * *

Le souvenir de ce chien apporte aussi un témoignage intéressant !

Une magnifique villa dans la région de Fréjus dans le Var.

Un couple, deux enfants, un chien.

Outre le problème comportemental des jeunes enfants (agressivité, colère etc...) et le mal être des parents, c'est le comportement du chien qui est significatif.

La maison placée dans une région dont le sous-sol est parcouru par de très nombreuses failles, est soumise à un fort déséquilibre cosmo-tellurique : T.V. 6 000 - tension au niveau du sol à polarité négative (électrique) - taux de vitalité (-) 25 % - manque total d'énergie cosmique - etc...

Une tension permanente règne dans ce lieu pourtant tellement agréable aux yeux.

Dès l'arrivée on est frappé par la course effrénée du chien, un caniche à poil gris.

Celui-ci galope en tous sens ! Il nous accompagne à travers la propriété, non pas comme tout chien habitué à précéder ou à suivre son maître de quelques pas, mais en parcourant perpendiculairement à nous des zig-zag de plusieurs mètres en une course effrénée entrecoupée de bonds, la gueule encombrée de détritus divers.

Le maître blasé répond à mon étonnement en affirmant que depuis trois ans (l'âge de l'animal), il ne l'a pratiquement jamais vu à l'arrêt. En outre, il commet mille bêtises et, est excité même la nuit.

Cela crée un mouvement auquel la famille est à présent habituée.

Deux heures plus tard la "pierre levée" est en place. Les mesures radiesthésiques confirment les changements vibratoires qui s'opèrent immédiatement dans toute la propriété, et au-delà.

Un mieux être se fait sentir.

Soudain, ahuri, le maître du lieu me prend le bras, me montre sous le patio à l'entrée de la demeure.... le chien, couché ! regardant sagement dans notre direction, ne remuant pas à notre approche, ni sous nos caresses !

Demeurant stupéfait par le calme de son chien, l'homme me confie : "c'est la première fois qu'il m'est permis de le voir à l'arrêt !"

Quelques mois plus tard, un coup de fil confirme le calme définitif du chien et la soudaine sérénité de la famille.

Cet animal très certainement sensibilisé et irrité par l'électromagnétisme du sol, tentait en vain de fuir !

A l'instant même où la pierre a été placée, les énergies nocives et leurs fâcheuses conséquences ont été éliminées.

Il nous a été donné d'observer le comportement des oiseaux après un rééquilibrage.

Une maison magnifique en bordure d'un parc, dans une ville de la Drôme....

La maîtresse de maison en proie à des ennuis de santé, dont une insomnie rebelle installée depuis fort longtemps et un trouble mal défini ressenti dans sa demeure, fait appel à la géobiologie comme en dernier recours.

Les multiples mesures radiésthésiques habituelles prises en divers points de la propriété mettent en évidence une forte nocivité des lieux. Le sol accuse bien entendu un fort déséquilibre cosmo-tellurique, doublé d'un haut pourcentage d'énergie négative

Rapidement une impression de "manque" s'impose... un manque de vie !

Alors qu'au loin le piaillement des oiseaux enrichit cette journée d'été, ici dans ce parc aux arbres centenaires un silence saisissant donne à ce lieu une étrange solitude.

La maîtresse de maison confirme qu'ici les oiseaux ne s'aventurent jamais !...

Dans un coin du ciel le manège de quelques étourdis attirés de loin par la parure des arbres, offre un curieux spectacle.

Emportés par leur élan ils abordent le ciel de la propriété et le fuient tout aussitôt à tire d'ailes.

Quel est cet étrange mystère ?

La maîtresse des lieux ayant depuis longtemps constaté ce phénomène et passé en revue toutes les possibilités "naturelles", avoua qu'elle n'avait aucune explication à fournir.

Après avoir parcouru la propriété en tout sens et défini

les paramètres menant au choix du “remède”, le “rééquilibrage par la pierre” s’impose.

Celle-ci, placée avec la même exigence rééquilibre ce lieu. Le taux vibratoire très bas fait place à une vibration plus favorable à la vie. Au niveau du sol la tension à polarité négative fait place à une saine polarité positive (magnétique), le fort pourcentage négatif (- 40 %) cède au profit d’une bonne positivité vibratoire et.... bonheur suprême levant les yeux au ciel, saisi par mille cris d’oiseaux, le spectacle de ces volatiles tout au-dessus du parc, se fondant dans les vertes frondaisons est la preuve que la pierre, une fois encore, a neutralisé dans l’instant toutes les ondes nocives impropres à la vie.

Plus tard la maîtresse des lieux assura qu’elle avait recouvré le sommeil, précurseur d’une meilleure santé bientôt retrouvée.

*
*   *

Les végétaux eux aussi réagissent à de multiples longueurs d’ondes.

L’énorme sensibilité végétale dans le domaine des énergies n’est plus à prouver.

Des expériences extraordinaires ont été réalisées dans les 15 dernières années, si révélatrices qu’elles n’arrêtent pas de nous surprendre.

Toutes ces avancées dans le domaine végétal et leurs manifestations vitales, nous sont rapportées par les précieux articles de Pierre Carnac (l’Autre Monde n° 113 - n° 140) passionné de cette vie secrète des plantes.

Il nous rapporte les témoignages des découvertes des savants du groupe Damanhur, groupe de recherche sur les plantes, et des résultats obtenus dans l’étude des comportements bioélectriques des végétaux par le chercheur tchécoslovaque Zert Vlastimil.

Nous savions que certaines plantes dépérissent par le simple fait de changer leur orientation par rapport au champ magnétique (c'est-à-dire rien qu'en les faisant pivoter sur elles-mêmes).

Nous apprenons à présent aux dires du jeune savant pragois Zert Vlastimil, que lorsque les plantes sont placées au-dessus d'une zone telluriquement irritante (dûe au changement d'ordre atmosphérique ou à la permanence d'un point géopathogène), ces plantes ne bourgeonnent plus, voire se dessèchent complètement.

Le pot une fois déplacé dans une zone neutre (ou redevenue neutre après rééquilibrage), la plante reprend sa croissance normale.

Les plantes ont la qualité d'être séismographes.

Le contact direct et en profondeur des racines de ces dernières dans la terre accroît leurs perceptions aux premières secousses des microséismes.

Il a même été démontré qu'à travers les variations de fréquence des microséismes précédant les tremblements de terre, les plantes modifient les dispositions spatiales de leurs racines afin de mieux "s'agripper" au sol au moment du séisme.

Elles sont si réceptives qu'elles capteraient même les ondes d'émotion prémonitoires des animaux apeurés par l'arrivée éventuelle d'un séisme.

S'il existe enfin, d'après Pierre Carnac, de nouvelles perspectives de fiabilité de la prélecture végétale des tremblements de terre, je peux dire qu'il en est de même pour la fiabilité de prélecture végétale concernant les diagnostics géobiologiques.

En effet le végétal sait nous avertir si nous savons le regarder : la pousse des arbres dans tous les azimuts, par exemple, fuyant un vortex d'énergie tellurique.

Combien de fois nous est-il arrivé d'observer l'absence d'une pousse dans la continuité parfaite d'une haie et ce, malgré les tentatives répétitives de nos mains vertes.

L'élément détruit, remplacé à son tour, meurt pareillement comme si la nature ne voulait plus répondre.
Cela signe la présence du passage d'une faille active.

Voici l'illustration du degré de réceptivité de la flore, soumise aux effets pathogènes des vibrations telluriques nocives.

Un rosier grimpant, dont une ultime ramification laissait à supposer que cela en était un, vivotait depuis deux ans tout contre le mur d'une maison qui abritait des occupants eux-mêmes bien “mal en point”.
Ce rosier placé sur le trajet d'une faille, malgré tous les soins appropriés, végétait donc piteusement.
Quelques semaines après le rééquilibrage du lieu, il démarra sa croissance et atteignit rapidement une taille tout à fait honorable à la grande satisfaction des habitants eux mêmes récupérés et très épanouis.

* * *

Une anecdote amusante, elle aussi constatée de visu... celle d'un jardin, où l'on pouvait observer deux allures de pousse des végétaux selon un tracé presque rectiligne.

Les mesures radiésthésiques habituelles confirmèrent, que de part et d'autre de cette ligne invisible, une énergie toute différente existait bel et bien.
D'un côté où la flore poussait mal : des vibrations à polarité négative, un taux vibratoire et des énergies déstructurantes.
De l'autre côté (là où ça poussait bien !) : des vibrations magnétiques positives et un bon taux vibratoire favorable à la vie.
Dans cet ordonnancement hétérogène d'énergies constaté, l'attention est immédiatement portée sur un petit arbuste planté dans cette partie bonne du sol, à proximité de

la partie à polarité négative (électrique), contre ce mur invisible délimitant les différentes énergies vibratoires.

Dés le début de son développement, satisfaisant étant donné sa bonne implantation, l'arbuste décida d'étaler une de ses ramures en direction du côté en “électrique”.

Mais peu après avoir développé son rameau de la longueur d'une main environ, il dirigea brusquement celui-ci du côté opposé, tout comme s'il avait devant lui un obstacle infranchissable, tel un mur de pierre ! (le mur invisible à la vibration négative lui opposait sa parade !)

Le lieu fut rééquilibré. La tension à polarité négative disparut, plus aucun obstacle ne vint contrarier la pousse de l'arbuste.

Quelques mois après, ô surprise ! notre arbuste suivant sa pulsion première, dirigeait à nouveau sa branche vers le côté primitivement choisi, qu'aucun “mur” n'arrêtait plus.

* * *

Drôme Printemps 97.

Un jeune prunus récalcitrant tire désespérément sur le câble qui le relie à un piquet fiché dans le sol d'un jardin.

Pour assurer sa survie, le prunus a choisi de pousser penché à 45°, mais le câble est là pour lui donner le sens de la tenue...

Une première corde a déjà cédé sous la fougue du jeune arbuste.

Cet autre lien plus résistant l'oblige à subir cette contrainte.

Le jardin nourricier est en fort déséquilibre cosmotellurique. Du sol à polarité négative fuse un puissant vortex au croisement d'un réseau “H” tout près de son jeune tronc.

Jusque-là nul ne s'en est inquiété !

Une pierre placée eut raison des ondes négatives. L'énergie cosmique positive s'installa au grand soulagement des habitants du lieu.

Quelques semaines plus tard et à la grande surprise des propriétaires le prunus, dompté semble-t-il, s'est encore redressé. Le câble devenu inutile pend telle une corde à linge détendue.

N'ayant plus à lutter contre l'énergie déstructurante, notre prunus a tout naturellement adopté la position juste, la sienne, mais que l'homme ignorant jusque-là voulait lui imposer par la force.

Au sujet des arbres poussant en position penchée, il faut savoir, contrairement à une idée tenace, que le vent ne doit pas être toujours tenu pour responsable de cette anomalie. On pourrait même affirmer qu'il en est rarement la cause !
Bien sûr, dans des régions fortement ventées comme la Provence où le mistral souffle avec force, on est tenté d'évoquer cette hypothèse qui s'avère quelquefois juste, mais, il serait toutefois intéressant de vérifier au cas par cas.
En effet, l'hypothèse de la force du vent à l'origine de cette bizarrerie ne tient plus lorsque s'offre à nous le curieux spectacle d'arbres proches les uns des autres, lançant leurs troncs et leurs ramures dans tous les points cardinaux !

La véritable raison de cet état de fait est la présence en ces lieux d'une énergie tourbillonnante et destructrice qui fuse de la terre (vortex), à tel point que les arbres tentent de s'en écarter en poussant dans toutes les directions. (Fig. p. 128)

*

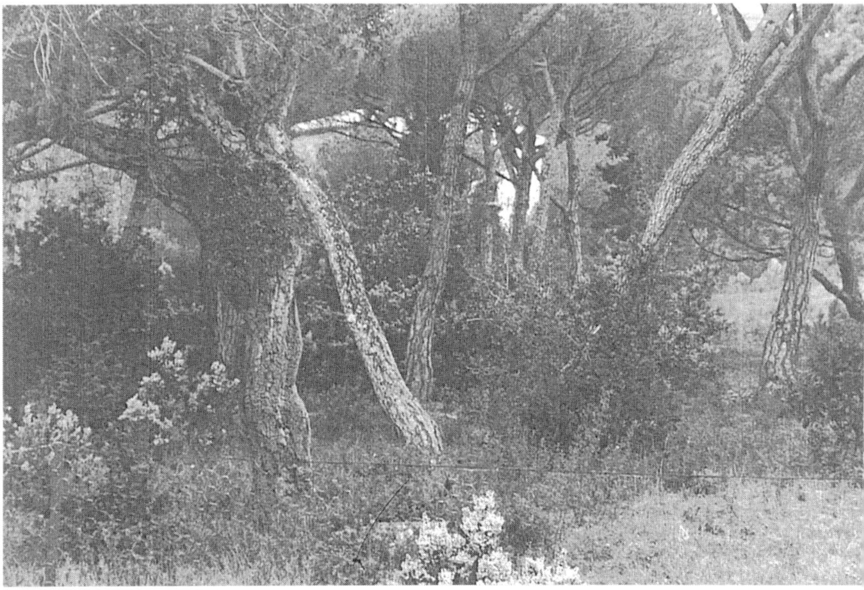

La souffrance des arbres.

Observons à présent d'un œil nouveau notre univers immédiat.

Si une lézarde apparaît sur le mur d'une maison, et que celle-ci colmatée, réapparaisse à nouveau au même endroit, sachons que de fortes présomptions de failles actives existent. Les microvibrations qui émanent du sous-sol au niveau d'un croisement du réseau cassent tout sur leurs passages, elles peuvent démanteler à longue échéance les constructions les plus résistantes...

Que penser d'un organisme vivant séjournant sur une telle émission destructurante ?

Dans ce cas, une pierre placée au juste endroit va bien souvent neutraliser cette émission dangereuse.

* * *

Jetons un œil attentif au lent pèlerinage des fourmis en procession tout au long d'un tracé précis. Tracé choisi au hasard dirons-nous. Non pas ! celui-ci suit rigoureusement le centre d'un tracé du réseau "H"... et les fourmilières émergent curieusement au croisement du réseau, là où surgit l'énergie déstructurante !

La fourmi comme le chat, se complaît sur les ondes nocives !

* * *

Avant de refermer ce chapitre voici une dernière histoire... d'eau !

Tout au long de ma carrière professionnelle passée derrière un comptoir de pharmacie ou dans la rigueur d'un laboratoire d'analyses médicales, j'ai répondu à un public avide de conseils concernant sa santé.

Je me suis rendu compte que si l'on se donne le temps d'écouter le patient au vocabulaire prolixe, il advient alors une acuité de perception de l'information nous menant tout droit au choix du bon remède, ceci à travers un flot de paroles de prime abord inutile.

Cette écoute est primordiale. Ce ne sont pas les homéopathes qui me contrediront !

Et pour peu que l'on dispose d'un éventail de réflexions dépassant le cadre de la simple médication, les chances de cibler la bonne solution se multiplient.

Ainsi, un jour un homme vint me trouver. Sa femme se paralysait peu à peu des jambes à la suite d'importants œdèmes résistant à toute médication pourtant bien appropriée, aussi bien allopathique qu'homéopathique.

Le hasard (?)... voulut que nous nous rencontrions.

Dans sa longue énumération des faits, une seule phrase de cet homme attira mon attention et me laissa entrevoir une plausible solution à son problème

- "depuis que nous avons changé le lit de place, me dit-il, çà a commencé, c'est ridicule mais j'ai constaté !..."

Je lui expliquai en peu de mots ma démarche géobiologique. Très ouvert à mes propos, il me demanda de passer chez lui à titre amical. Ce que je fis bien volontiers.

... Je pénétrai dans la chambre à coucher, à la suite de la maîtresse de maison. Celle-ci surprit le regard que je portais sur les pieds "avant" du lit fortement surélevés par des cales de bois.

- "malgré cela, me dit-elle, ma circulation ne s'améliore pas, mes jambes restent enflées - regardez !"

Effectivement les chevilles s'alignaient sur les mollets, et les pieds donnaient l'impression de devoir faire craquer à tout instant le carcan des pantoufles.

Ayant toujours à l'esprit la phrase "tilt" de son mari lors de notre entrevue, je demandai à cette dame si elle aussi avait observé l'apparition des œdèmes à la suite du changement de place du lit.

Devant sa réponse affirmative je ne comprenais pas pourquoi ils n'avaient pas tout bonnement pensé à remettre le lit à sa place initiale. Mais c'est le genre de réflexe que l'on n'acquiert pas nécessairement.

Je pris mes instruments et découvris le passage d'un cours d'eau souterrain prenant le lit perpendiculairement dans sa partie basse, à tel point que l'influence de ce passage d'eau fut décelable depuis la moitié du lit (emplacement approximatif des genoux de la dame) jusque de l'autre côté de la cloison et sur une largeur faisant bien quatre mètres.

De plus, à l'extrémité de cette autre pièce et dans l'axe du lit, se trouvait creusée dans le mur une niche d'environ 80 cm. de haut, sur 30 cm de profondeur, cintrée dans sa partie supérieure ainsi qu'on en trouve dans certaines maisons anciennes.

Cette forme active dégageait un rayonnement (V-) qui se retrouvait sur le lit.

Je demandai qu'elle était la position initiale du lit, et constatai qu'en cet endroit aucun passage d'eau n'était décelable.

Dès lors, la mise en place du "traitement" fut simple.

Il suffisait de replacer le lit à son ancienne place.

Mais pour éviter tout autre désagrément dans la maison dû à ce courant perturbateur, je plaçai à l'extérieur de celle-ci un simple fil de nylon tendu en aval du cours d'eau en limite extrême de la propriété, afin d'en neutraliser les vibrations néfastes.

Je conseillai enfin de placer un rideau devant la niche, pour en supprimer le dangereux rayonnement.

Deux mois plus tard, les nouvelles que l'on m'apporta prouvèrent la valeur de cette simple manipulation.... Comprenne qui pourra ! les œdèmes avaient disparu !

LE RÉÉQUILIBRAGE par la PIERRE

La technique de rééquilibrage par l'acupuncture de la terre s'est toujours avérée une méthode stable et définitive.

La théorie relatée ci-après est le résultat de nombreuses recherches et expérimentations multiples.

Divers stages sur ce sujet n'ont fait qu'effleurer volontairement je suppose, la technique proprement dite de rééquilibrage.

Sujet tabou ? Peut-être mais suffisamment passionnant pour exciter ma curiosité.

Partisan de la libre circulation de la connaissance, je n'hésite pas à divulguer ici le fruit de mon travail. Puisse cela être utile !

*

Au cours de ce qui précède, la pierre a souvent été évoquée comme étant le rééquilibreur de référence.

- Soit posée seule et s'apparentant ainsi aux menhirs d'antan.
- Soit groupée en plusieurs éléments complémentaires placés les uns par rapport aux autres, en fonction de leur polarité, définissant ainsi d'étranges figures au pouvoir unique que sont les **cromlechs** (pierre en courbe des Bretons).
- Soit encore, posées perpendiculairement sur le tracé

d'une faille en un ou plusieurs éléments (brochage - voir explication page 139).

- Soit l'une ou l'autre de ces techniques, employées seule ou en association.

Bien évidemment, le choix de telle ou telle pratique n'est pas dictée par l'arbitraire, mais découle de l'étude précise du lieu à rééquilibrer, prenant en compte divers paramètres tels que l'observation détaillée du terrain et de son environnement, l'écoute des habitants, le ressenti personnel, un travail pendulaire sérieux, ainsi que l'éventail des possibilités à disposition.

La géobiologie doit être considérée comme une science de guérison à part entière, de "l'ambiance vibratoire".

Comme toute thérapie de guérison avant-gardiste, ce n'est plus la "maladie" qui est prise en considération mais bien le "terrain", qui en favorise l'éclosion.

*

On peut considérer une certaine analogie avec l'homéopathie de par le choix du "remède" qui tient compte des divers paramètres évoqués. Elle devient une "thérapie énergétique" de la terre, tout comme l'acupuncture l'est pour le corps vivant (humain, animal).

Il y a plus de 6000 ans, l'acupuncture au "poinçon de pierre" était pratiquée dans la Chine de l'Est.

Une légende Chinoise raconte qu'un jour un chasseur, s'étant malencontreusement blessé au pied, avec une pointe de flèche en silex, vit ses douleurs dorsales disparaître.

Bien longtemps après, lorsque la douleur le lancina à nouveau, il se repiqua au même endroit, la douleur disparut encore pour ne plus jamais revenir.

En ce temps là, on estimait avec juste raison que les énergies de la terre et celles de l'homme étaient de même nature. Les Méridiens de l'humain étant alors considérés comme les ramifications plus subtiles des méridiens terrestres.

Nos lointains ancêtres ne posaient-ils pas des menhirs pour "soigner" la terre précisément sur des méridiens particuliers ?

Ce rééquilibrage par la pierre, suggère on l'aura compris, une analogie profonde avec l'acupuncture du corps humain ou animal.

Lorsque l'acupuncteur pose une aiguille, il la fiche en un endroit très précis : un point d'acupuncture qui n'est autre qu'un mini "chakra", point infiniment réduit(1 mm^2) où se croisent plusieurs méridiens.

Il existe 365 points d'acupuncture selon la médecine Chinoise

Chez l'homme, les chakras au nombre de 6 plus 3, sont des portes d'entrées ouvertes à l'énergie universelle ou "prâna" nourricier. Ce prâna se charge de la qualité spécifique de chaque chakra.

De même, le point de rééquilibrage où la pierre doit être posée se trouve toujours sur le croisement de divers réseaux parcourant la terre, d'un ou de plusieurs passages d'eau, et très souvent sur le tracé d'une faille géologique.

Mais il faut savoir que ce point de rééquilibrage, est aussi un mini chakra grâce auquel les échanges cosmo-telluriques sont possibles lorsque la pierre est posée. Il est intéressant de savoir que la terre, tout comme l'homme, possède des chakras répartis à la surface de notre globe.

Nous comprenons mieux à présent la démarche du géobiologue qui rejoint étrangement celle de l'acupuncteur.

Une similitude encore avec l'acupuncture -

Il fût une époque où l'acupuncteur avait à sa disposition des aiguilles de métaux et de formes différentes, qu'il utilisait en fonction de l'orientation qu'il voulait donner à l'énergie le long des méridiens.

De même la pierre possède une certaine affinité avec le lieu à traiter. C'est ce qui en fait sa spécificité.

Il arrive en effet d'avoir à disposition plusieurs rééquilibreurs (pierres), dont la vibration intrinsèque en font leur valeur. Or on constate quelquefois qu'aucune des pierres en présence n'ont la capacité de rééquilibrer un terrain donné. Dans ce cas il faut orienter sa recherche sur d'autres pierres.

Cela laisse supposer une "analogie énergétique" existant entre la pierre et le lieu à traiter. On peut imaginer la présence de "fuseaux d'énergie" entrant en syntonie avec la vibration du terrain à rééquilibrer, et celle de la pierre afin d'obtenir l'équilibre cosmo-tellurique recherché. Il s'agit, pour le radiesthésiste de se brancher, en quelque sorte, sur une longueur d'onde précise.

Ces fuseaux d'énergie pourraient plus précisément représenter une valeur électrique où la pierre, de par son ampérage en homologie avec celui du terrain, offrirait une résistance nulle.

La technique proprement dite de rééquilibrage par la "pierre levée" repose sur la sensibilité radiesthésique.

La précision de la démarche, dépend de la compréhension précise de l'acte à accomplir, de la perception du travail réalisé avec anticipation mentale sur le succès de l'opération.

En résumé, le doute sur sa propre démarche doit être exclu de l'esprit du pratiquant.

Après s'être imprégné du lieu à rééquilibrer selon une technique de ressenti à caractère personnel et avoir cerné les éléments causant le déséquilibre constaté, prenant en compte les doléances et les désirs des habitants du lieu, le travail de recherche du point de rééquilibrage peut commencer.

Nous l'avons vu, la pensée du radiesthésiste à travers la perception de sa conscience, va guider le géobiologue sur le point exact.

Ce point confirmé par plusieurs passages ayant pour orientation les quatre orients, se trouve toujours au croisement du réseau “H” auquel se superpose souvent le réseau diagonal, un passage d’eau, la proximité d’une faille, ou tous ces paramètres à la fois.

En fait il s’agit du point, d’où émerge avec le plus de virulence cette énergie tellurique déstructurante, porteuse de tout un éventail de vibrations pathogènes.

Mais c’est aussi l’endroit qui offrira le moins de résistance aux échanges de polarité induits par la pierre.

La pierre est enterrée à sa place exacte jusqu’au point de séparation de ses polarités, en prenant garde de ficher dans le sol la partie à polarité positive.

Sous le contrôle permanent de la radiesthésie, un réglage précis est obtenu grâce à de légers déplacements en avant, en arrière ou sur les côtés, jusqu’à ce que le “nord de forme” de la pierre et du sol se superposent d’une façon rigoureuse.

Il est impératif de respecter cette orientation, sous peine d’observer une accentuation du problème tellurique et une pollution due à la forme par émission d’un vert négatif.

Rappelons nous que l’émission (V +) se manifeste toujours dans la direction du nord.

Lorsque ce réglage est parfait, on constate le saut du pendule vers la phase magnétique. (voir abaque)

Ainsi placée, la pierre va contenir l’énergie à polarité négative ou force **yin** qui fuse de la terre.

La partie à polarité négative de la pierre qui émerge du sol, va dans le même temps, “accrocher” l’énergie cosmique à polarité positive ou force **yang**, de telle sorte que les deux énergies, cosmiques et telluriques, s’équilibrent au niveau du sol, créant ainsi un champ neutre où les subtiles polarités du vivant pourront s’épanouir.

Ainsi, sera réalisée une compensation de ces deux forces universelles. La pierre devient le catalyseur permettant de restituer à l'univers une partie de l'équilibre originel. Son volume, sa masse ne jouent en quelque sorte, qu'un simple rôle d'amplificateur à son message.

On peut avancer que plus le volume et la masse de la pierre sont importants, plus grand sera son champ d'action.

Les menhirs d'antan ont une capacité d'action qui s'étend parfois sur plusieurs km^2.

En fait, la pierre agit à la manière d'un aimant.

Pour visualiser schématiquement la capacité d'équilibre réalisé par la pierre, reportons nous au schéma que nous offre la limaille de fer étalée sur une feuille de papier et soumise à l'action d'un aimant placé sous celle-ci.

Qu'observons-nous ?

Entre les deux pôles de l'aimant, la limaille regroupée au centre, évoque la pierre fichée dans le sol.

Une horizontale imaginaire, passant perpendiculairement aux pôles et symbolisant le niveau du sol, place le schéma dans son contexte.

Nous remarquons autour du centre une partie claire, puis les particules de métal orientées de part et d'autre des pôles sous l'influence potentielle de l'énergie magnétique de l'aimant.

Au-delà de ce potentiel les particules de limaille non influencées par l'énergie magnétique, en signent les limites. (Fig. p. 138)

Toute cette schématique permet de visualiser la zone de l'équilibre élaboré dans l'espace tridimensionnel par une pierre posée correctement.

Toutefois, à charge pour ce schéma, il faut signaler que la partie claire autour du centre donne une image par défaut de la zone d'équilibre. (une pierre de plus ou moins 60 k° rééquilibre l'espace dans un rayon de plusieurs dizaines de mètres).

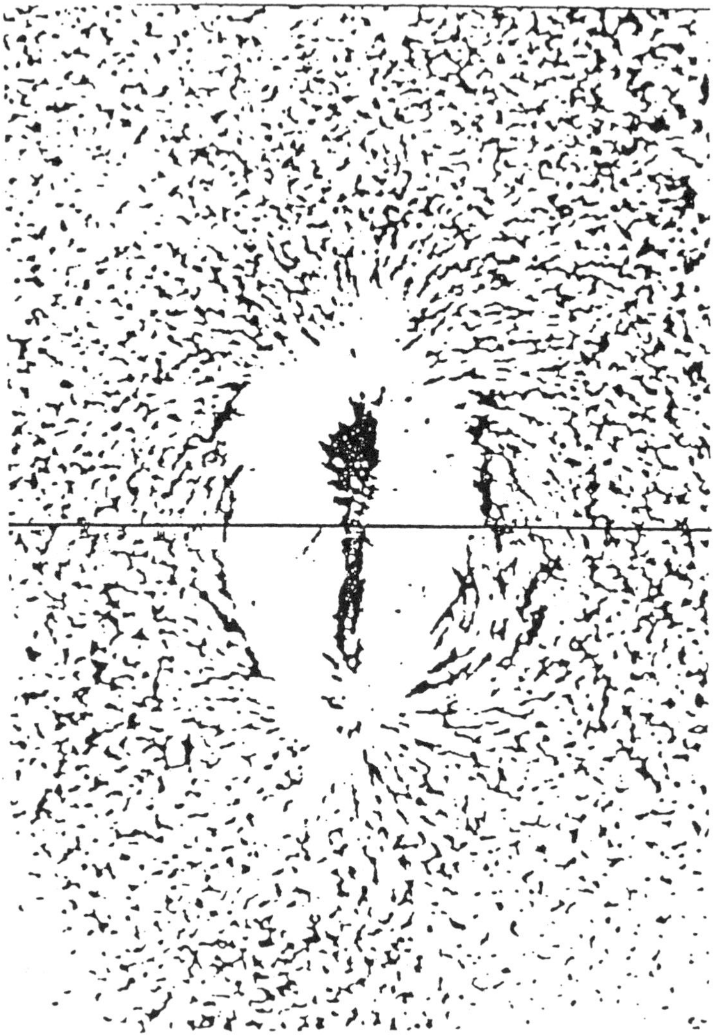

Limaille de fer soumise à l'influence d'un aimant.

Le "brochage" :

Une technique complémentaire s'avérant quelquefois nécessaire est la pratique du "brochage". Celle-ci, quelque peu différente, se pratique aussi avec la pierre. Il s'agit d'un travail en amont dans le but de supprimer l'information nocive d'une faille, lorsque celle-ci est particulièrement active et brouille toutes les autres mesures vibratoires.

Dans ce cas, la (ou les) pierre se pose horizontalement et perpendiculairement aux bords de la faille, en inversant les polarités de ceux-ci par rapport à celles de la pierre, en des points précis définis par radiesthésie.

Une fois ce premier travail accompli, la recherche du point d'équilibre en est facilitée.

EXPÉRIENCES

Les expériences relatées ci-après sont le résultat de réflexions diverses notamment sur :

- l'action de la force pensée qui matérialisée va devenir efficiente,
- ou sur la valeur du symbole qu'il suffit de respecter pour en appréhender la réalité profonde.

Ces "découvertes", si tant est qu'elles en soient, n'ont pour l'heure qu'une valeur expérimentale, mais elles m'ont permis d'aller jusqu'au bout de mon imaginaire, et m'invitent à réfléchir encore !...

*

La symbolique du schéma

M'inspirant de la forme active de certains schémas radionique ayant pour support la matérialisation de la forme pensée, j'ai imaginé un processus analogue de projection concernant le rééquilibrage d'un lieu par un schéma vibratoire élaboré à partir d'une pierre.

Dans un premier temps, je trouvai un terrain en déséquilibre cosmo-tellurique.

Le taux vibratoire bas : 5 000 Ä., un pourcentage énergétique négatif : (-) 30 %, et une tension de surface à polarité négative convenèrent à cette recherche.

Je me procurai une pierre en résonance vibratoire avec le terrain à traiter, définissai le point de rééquilibrage et plaçai la pierre selon la technique décrite plus haut.
Une fois ce terrain rééquilibré, le taux vibratoire grimpa à 8 500 Ä, le pourcentage énergétique devint positif à + 35 % et la polarité magnétique reprit sa place.

Ensuite, partant de la pierre je mesurai la limite d'action de celle-ci dans huit directions orientées, les délimitai par des piquets que je reliais entre eux à l'aide d'un cordeau.

Je traçai les mesures métriques rapportées au "nombre d'or" (N/1,618) sur une feuille cartonnée, elle même découpée en fonction de ce nombre. Je préservai enfin mon schéma à l'intérieur de 7 cercles concentriques.

Je **plaçai** ce schéma précisément orienté à l'emplacement de la pierre que **j'ôtai**.
L'expérience confirma mon intuition.
Le terrain resta en équilibre avec tous ses paramètres de référence... uniquement avec le schéma symbolique de la pierre. Plusieurs radiesthésistes constatèrent ce fait.
Le schéma ôté, le déséquilibre s'installa dans l'instant.
Replacé, l'équilibre survint à nouveau.

Cette expérience met en évidence la capacité de substitution du symbole, soutenu par la forme pensée qui fût dans ce cas l'élément fondamental. (Fig. p. 142)

Le chemin de croix

Une recherche différente s'inscrivant aussi dans le cadre de la géobiologie m'incita à faire l'étude des énergies d'un chemin de croix.

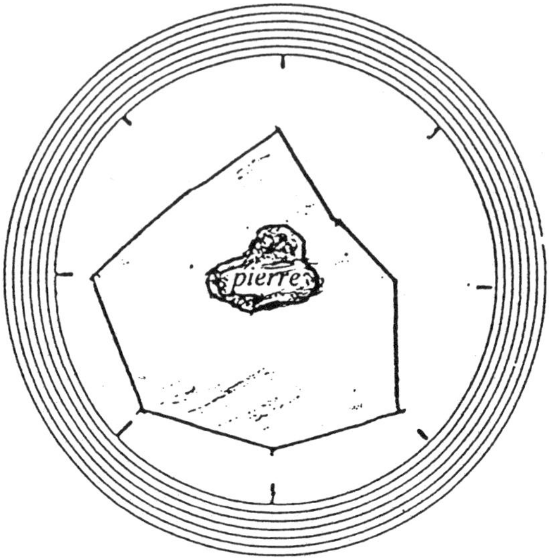

Ce travail fût fait sur un site ancien construit en plein air, mais l'expérience renouvelée plusieurs fois sur d'autres chemins de croix en plein air ou dans des églises, m'a permis d'aboutir aux mêmes conclusions.

Dans un premier temps me servant des tableaux habituels de radiesthésie, je constatai que si la table de Bovis gardait toute sa valeur pour la mesure du taux vibratoire, par contre celui du spectre des polarités positives "magnétiques" et négatives "électriques" me semblait moins bien approprié.

Ma démarche, basée sur deux paramètres essentiels : Taux vibratoire et Mise en évidence des énergies issues de la symbolique de chaque station, n'avait rien à voir avec les valeurs habituelles de polarité.

Donc, le tableau du spectre des ondes de forme n'étant pas approprié ; je préférai établir une autre échelle où les termes **Apaisement** et **Souffrance** me parurent mieux adaptés (fig. p. 144).

En effet, tout au long de ce "chemin du calvaire" devant aboutir à l'offrande d'une vie, il y eût des phases de moindre souffrance, représentées par certaines stations du chemin de croix.

Curieusement ces stations représentent souvent la présence d'une femme auprès du Christ. (la 4°, par exemple, est celle où la mère de Jésus vient vers lui).

De station en station existent des "portes symboliques". Le passage de ces portes est soumis à une convention mentale matérialisée par le jeu de baguettes de radiesthésie. On assiste alors à une lente montée des énergies (taux vibratoire) en correspondance avec le message qui nous est destiné. Celles-ci démarrent très bas pour atteindre une apothéose à la 14° station.

Après avoir défini et contrôlé maintes fois mes paramètres je me reportai à la lecture d'un missel et je fus stupéfait de constater la relation intime entre mes propres déductions et l'historique de chaque station.

A ce propos, je rends hommage au prêtre qui, après avoir porté intérêt à ces recherches, a volontiers admis mes conclusions.

Lors de ce parcours proposé en stage, chaque participant ressent à sa manière, selon ses convictions et selon son degré d'évolution spirituelle, l'impact de ce parcours abordé avec une démarche engagée sans a priori.

Abaque permettant d'apprécier
les énergies issues de chaque
station du Chemin de Croix .

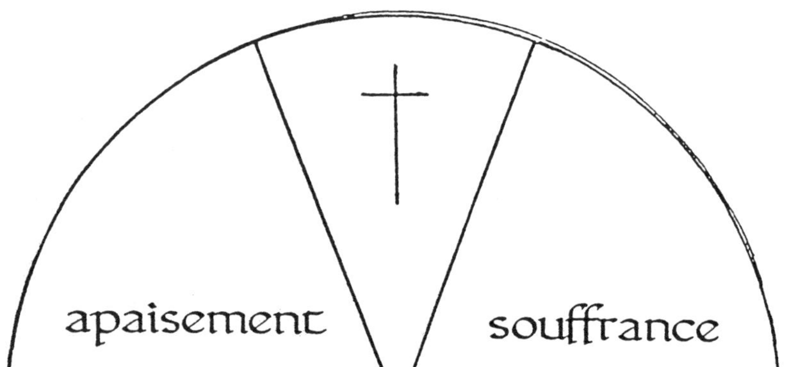

Le chemin de croix.

Construire un cromlech

Le concept d'élaboration d'un cromlech, m'ayant permis la construction de cet étrange assemblage de pierres, m'a entraîné très loin dans une réflexion métaphysique au cœur de la matière.

Aussi, j'invite le lecteur à suivre le sentier rocailleux de ma pensée, au bout duquel une plausible explication m'est apparue concernant les phénomènes de sensibilité ressentis par certains sur des lieux chargés d'énergies positives ou négatives, ou au contact d'objets rayonnants néfastes (objets chargés) et pouvant être parfois à l'origine de réactions imprévisibles chez tout être vivant.

Mais sachons qu'il existe fort heureusement des objets rayonnant une énergie bénéfique (médailles saintes, statuettes ou crucifix etc...)

Arrêtons nous d'abord sur la construction proprement dite du cromlech.

Un cromlech est un monument mégalithique formé de blocs de pierre espacés, dressés en demi-cercle (pierre en courbe des bretons).

On va créer un cromlech pour dégager de toute énergie négative une vaste superficie en fort déséquilibre cosmo-tellurique (un village entier par exemple) là où un seul menhir à masse égale ne suffit pas. Il a aussi sa raison d'être sur certains lieux qui, en plus du déséquilibre cosmo-tellurique, subissent la rémanence d'une mémoire de souffrance ou de toute autre sensation négative.

Je pense à toutes les régions du monde, théâtres de la misère humaine et plus précisément, car nous concernant plus directement, à ces immenses champs de bataille de 14/18 du nord de la France (j'y reviendrai plus loin) et plus récemment aux camps de la mort de la 2e guerre mondiale.

Pour la réalisation de ce cercle de pierres, il faut dans un premier temps évaluer la superficie du terrain à rééquilibrer puis calculer le nombre de pierres composant ce cercle et leur poids total approximatif.

Il faut ensuite trouver l'emplacement de cette construction puis la position exacte du menhir condensateur placé en principe sur un point étoile. Ce dernier a pour tâche de focaliser l'énergie venant du sol sur le cromlech qui va l'évacuer dans son puissant "vortex".

Les blocs de pierre constituant le cercle sont posés dans un certain ordre, en fonction de leur plan saggital (nord de forme) et de leur polarité [plus et moins] orientée en fonction du sens droite/gauche ou gauche/droite (hémisphère).

Une fois les blocs de pierre correctement plantés, une "bulle" se forme ! Curieusement à l'intérieur de ce cercle et jusqu'à une certaine hauteur on a vraiment l'impression d'être à l'intérieur d'une bulle. (les bruits sont comme assourdis et la luminosité est quelquefois perçue différemment).

Ensuite, face au menhir condensateur situé parfois à plusieurs dizaines de mètres, on va "ouvrir une porte", c'est-à-dire que l'on va basculer un bloc de pierre du cercle en respectant son nord de forme, dans la direction du menhir condensateur (la bulle se crève).

Si toutes ces opérations délicates sont correctement effectuées, le système fonctionne définitivement.

Chaque mesure aussi infime soit elle, se fait par acte radiesthésique : le choix des pierres, l'emplacement exact des divers éléments, leur orientation etc. etc...

Avec ce montage j'ai obtenu le "nettoyage" d'un lieu, où un menhir "seul" était inopérant.

* * *

Sans vouloir m'éloigner de ce sujet, je vais à présent me permettre une digression, qui à la rigueur peut apporter un certain rationalisme à bien des phénomènes de "ressenti" inexplicable et demeurant inexpliqué.

Pour cela, je voudrais évoquer l'impression de malaise ou d'angoisse ressentie par certains d'entre-nous sur des lieux de souffrance tels les immenses champs de bataille des Ardennes, de la Moselle, de la Meuse et d'autres départements limitrophes là, où des hommes ont péri par milliers.

- cette terre, n'est-elle pas imprégnée, saturée, de la chair et du sang de tous ces soldats terrés au fond des tranchées.

- cette terre n'a-t-elle pas été l'ultime confidente des *pensées* désespérées de ces êtres voués à une mort brutale ? Qu'elle pouvait être en ces derniers instants la nature profonde de leurs réflexions, si ce n'est des sentiments d'atroce souffrance, de peur, d'angoisse, de haine, de colère, de désespoir... de désespoir surtout !

N'est-elle pas imprégnée d'un sentiment extrême avant le dernier souffle ?

- Ne peut-on admettre que cette terre gardera à jamais la mémoire de cette immense tragédie ?

Mais pourquoi cette rémanence de la terre ?

Pour tenter d'y répondre il nous faut plonger un instant au cœur de l'atome !

La mémoire n'est-elle pas le fruit de la *pensée* ?

Et nous y revoilà à l'origine : **la pensée**.

Nous savons que la pensée est la force première de l'univers !

"L'univers est une vaste pensée" J.Guitton.

Avec Bergson et Teilhard de Chardin, il est admis que la matière est faite d'esprit.

Les physiciens actuels avancent l'hypothèse que cette dernière posséderait même un psychisme, une intelligence et Charon nous parle de "psycho-matière"... !

Entre le noyau et ces particules élémentaires, il n'existe que le vide... de matière physique.

A l'échelle atomique, ce vide est immense.

Pour avoir un aperçu de cette immensité, imaginons-le proton d'un noyau d'hydrogène de la grosseur d'une tête d'épingle situé au centre de la France. Dans ce cas l'électron gravitant autour de ce noyau suivrait une circonférence qui engloberait l'Europe entière.

Avec le même imaginaire, supposons la totalité des atomes d'un corps humain, dépourvus du vide qui les séparent les uns des autres. Dans cette hypothèse ceux-ci se touchant, ne formeraient plus qu'une infime poussière de quelques millièmes de millimètres de grosseur.

D'ailleurs cette notion d'immensité du vide peut aussi bien s'appliquer à l'infiniment grand. Si on lève les yeux au ciel, là encore on constate un vide immense entre chaque planète ou entre les innombrables galaxies de l'univers distantes de millions ou de milliards d'années lumière. Ces immensités inconcevables pour l'esprit humain où ne règne que le vide, sont à une échelle tout à fait différente, de même nature que le vide existant entre un noyau atomique et les particules qui gravitent tout autour.

Qu'y a-t-il dans ce vide inconcevable ? certainement rien de matériel.

C'est dans ce vide que commence le domaine de l'esprit !

Le support physique n'est plus nécessaire pour porter cette intelligence. Or, ce "presque rien" comme le disait le philosophe Jankélévitch, *"c'est précisément cela la substance du réel"*

Au cœur de la matière, à travers la théorie quantique relativiste des champs morphiques, qui nous rapproche semble-t-il, de la conception spiritualiste de la matière, Jean Guitton dit : *"dans cette perspective une particule n'existe pas par elle-même mais uniquement à travers les effets qu'elle engendre. Cet ensemble d'effets s'appelle un champ. Ainsi, les objets qui nous entourent ne sont autres que des ensembles de champs [champ électromagnétique, champ de gravitation, champ protonique, champ électronique]. La réalité essentielle, fondamentale, est un ensemble de champs qui interagissent en permanence entre eux.*

J.Guitton ajoute encore *"Au sens strict un champ n'a pas de substance autre que vibratoire"*

Plus loin cette réflexion : *"... le vide n'existe pas, il n'y a aucune région de l'espace-temps où l'on ne trouverait <rien> ; partout, nous rencontrons des champs quantiques plus ou moins fondamentaux"*.

Plus loin d'ajouter *"qu'est-ce que la réalité fondamentale, sinon <quelque chose> dont l'étoffe n'est autre que de la pure information ?"*

Cette affirmation est capitale pour aboutir à la conclusion de mon raisonnement : l'information.

Le physicien David Bohm affirme qu'un ordre implicite existe caché dans les profondeurs du réel.

De nombreux chercheurs arrivent à présent à la conclusion que l'univers et la matière, de la simple particule jusqu'aux galaxies, seraient douées d'intelligence et de mémoire.

Les physiciens affirment que l'univers n'est autre qu'un immense réseau d'information.

Enfin, et pour aller aux limites de cet exposé, évoquons la fameuse expérience du physicien Anglais Thomas Young, réalisée en 1801, dite "expérience de la double fente".

Cette expérience constituant l'élément fondamental de la théorie quantique, débouche sur un mystère restant complet de nos jours. Celle-ci met en évidence la capacité de conscience, ainsi qu'une propriété plus ou moins comparable au libre arbitre, dont serait dotée la moindre particule (dans cette expérience le photon).

Ce que je voudrais suggérer à la suite de cet exposé de prime abord rébarbatif, c'est que la moindre particule atomique, celle composant l'univers ou le corps humain (ce sont les mêmes), semble être un immense champ d'information doué de conscience, dont la source originaire est : **la pensée**.

J'en reviens donc au début de cette digression.

A l'instant où tous ces hommes rencontraient brusque ment la mort sur ces champs de bataille, qu'elles étaient leurs pensées ? qu'elle était la nature de l'information des champs vibratoires de chaque particules de matière constituant leurs corps ? si ce n'est une information permanente de tous ces sentiments d'intense perturbation négative que sont l'angoisse, la frayeur, la colère, la haine, le désespoir etc...

La permanence de l'information, subsiste vibratoirement dans les multiples champs de conscience, de chacune des particules atomiques composant chaque cellule d'un corps humain, jusqu'à ce que lui soit substituée une autre information selon le principe même de la vie ?

Mais si la mort survient, cette information précise, ne reste-t-elle pas prisonnière de chaque élément atomique composant ces milliards de milliards (etc...) de cellules constituants ces milliers de morts ?

Dés lors et bien après que le support matériel ait disparu, ne peut-on imaginer que chacun de ces multiples atomes dont la terre s'est imprégnée, ne produisent avec le temps un vaste champ d'information générateur des ondes de forme les plus diverses... perpétuels “émetteurs” des sentiments prisonniers au moment de la mort ?

Ainsi pourrait s’expliquer cette impression de malaise ressentie sur ces lieux avec plus ou moins d’acuité selon la sensibilité des gens et pour certains allant jusqu’au malaise. Toutefois qu’elles soient ressenties ou non, je pense que ces émissions de souffrance rejoignent en permanence l’inconscient collectif.

Là encore, nous avons toujours le schéma de l’onde tellurique qui est *l’onde porteuse* et la mémoire du lieu qui est *l’onde portée*.

Pour conclure et à la suite de ce raisonnement, notre planète entière exprime d’une manière permanente un rayonnement vibratoire issu, entre autres, d’actes humains, résultats de leurs pensées. Ceci un peu à la manière d’une terre, qui à la suite de réactions nucléaires, émet en permanence des rayonnements divers de radioactivité.

ÉPILOGUE

En guise de conclusion je voudrais encore épiloguer sur la **pierre**, partie centrale de cet ouvrage, mais d'une manière plus large pour mettre en évidence la permanence de cet élément auprès de l'homme à toutes les époques de sa vie.

On peut rééquilibrer des lieux de plusieurs manières, avec la parole, avec des appareils plus ou moins sophistiqués, avec des schémas, des talismans, des chiffres etc... Chaque méthode a sa valeur.

En ce qui me concerne, la pierre reste l'élément clef de voûte de la géobiologie. Par ailleurs, j'ai avec ce matériau tout à fait naturel, une résonance particulière. Est-ce le réveil d'un certain atavisme relié au sol puisque né à St. Tropez qui, outre son aspect touristique réputé, est un important centre tellurique ignoré ?

St. Tropez est un des points du triangle magique du massif des Maures formé de trois intenses courants tellurique avec l'île du Levant et le Fenouillet. L'intense concentration de l'énergie du massif des Maures mesurée à St. Tropez trouve son point culminant à la chapelle Ste. Anne, située à la sortie du village.

De tout temps l'homme eût avec la **pierre** une réelle affinité. Ce fût le premier outil qu'il eût à sa disposition, voire la première arme.

A une époque où la terre n'avait pas d'âge, la pierre a marqué de son empreinte l'évolution de l'homme.

Les temps préhistoriques sont répartis en trois âges successifs de durée très inégale, définis d'après le mode de fabrication des outils de pierre :

Le paléolithique - plus de 3 millions d'années, ou pierre ancienne : l'époque de *la pierre taillée.*

Le mésolithique 8 500 environ ou pierre moyenne : l'époque de la pierre taillée et parfois *polie.*

Le néolithique VIIe millénaire avant J.-C. ou pierre nouvelle : l'époque où le polissage de la pierre devient fréquent.

***

Divers édifices de **pierre**, porteurs d'un message qui nous échappe souvent, marquent aussi le passage de l'homme dans le temps :

- les alignements mégalithiques de Stonehenge en Angleterre.
- les pyramides d'Égypte.
- les statues de l'île de Pâques...

(pour n'en citer que quelques-uns)

- et à moindre échelle, les menhirs et les dolmens qui jalonnent le monde.

Tous ces édifices ont été construits non pas au hasard, mais suivant un plan d'une rigueur extrême, en des lieux choisis, certainement avec des objectifs précis en d'autres temps où l'homme possédait un savoir qui nous échappe totalement.

***

A une autre échelle, celle de l'infiniment petit, la **pierre** assure l'équilibre ionique et minéral de tout être vivant. Si l'on se plonge au cœur même de l'élément minéral, on observe un ordonnancement cristallin d'une précision et d'une beauté infinie qui est l'essence même de toute construction architecturale dans l'univers. Pour cela la nature a créé plusieurs systèmes, agréables à évoquer :

système cubique :
axes orthogonaux de longueurs égales.

système quadratique :
2 axes situés sur un même plan et de longueurs égales, un 3e de longueur différente, perpendiculaire à ce plan.

système hexagonal :
3 axes de même longueur situés sur un même plan, 1 axe perpendiculaire à ce plan et de longueur différente.

système rhomboédrique :
3 axes de même longueur partant d'un même point, situés sur un même plan, 1 quatrième perpendiculaire à ce plan.

système orthorombique :
3 axes orthogonaux, de longueur différente, à 90° ou prismatique.

système monoclinique :
faces supérieures et inférieures du prisme inclinées. 3 axes de longueur différente, dont 2 se coupent à angle droit.

système triclinique :
3 axes de longueur différente, formant des angles indéfinis, 3 paires de faces.

Au cœur de la matière, ces systèmes ne sont-ils pas le support de la pensée ?

***

Citons encore une médecine d'avant-garde proche de l'homéopathie... au cœur de la **pierre**.

La lithothérapie déchélatrice (*lithos* en grec : **pierre**) est une thérapie symptomatique et de terrain.

35 lithothérapiques sont des roches triturées, puis diluées selon la méthode homéopathique.

Chaque roche possède son génie propre, et offre au médecin un vaste éventail thérapeutique.

Déchélatrice (du grec *khélé* : pince)

Chaque dilution lithothérapique possède la capacité de déséquestrer certains éléments minéraux, utiles à la santé, et captés par de grosses molécules organiques dont le rôle physiologique serait de ce fait annihilé.

Pour mémoire, voici la liste des dilutions lithothérapiques, avec leur usage thérapeutique.

Adulaire : adénome de la prostate
Apatite : arthrose vertébrale
Azurite : hypertension artérielle
Barytine : hypertension artérielle, sclérose cérébrale
Béryl : cataracte
Bétafite : parasitose et prédiabète
Blende : diabète et prédiabète, ulcères variqueux
Bornite : anti-infectieux, anti-inflammatoire
Calcaire de Versailles : ostéoporose sénile, décalcification
Célestite : verrues, condylomes, cancérinisme
Chalcopyrite : états inflammatoires, rhumatismes inflammatoires, parodontose
Conglomérat : eczéma sec et suintant, dermatoses
Diopside : tétanie, reminéralisant de l'enfant
Feldspath quadratique : arthrose générale
Garnérite : allergies de toute nature
Glauconie : asthénie, déséquilibre neuro-végétatif,tétanie
Grés rose : constipation, coliques atoniques
Hématite : anémies rouges, petites hypotension
Iodargyrite
Jaspe vert : dyskinésies biliaires
Lazulite : insuffisance hépatique, douleurs crampoïdes des membres inférieurs

Lépidolite : états dépressifs
Magnétite polaire : asthme
Marbre saccharoïde : gastrite, ulcère gastrique, ulcère gastro-duodénal
Monazite : diathèse cancérinique, leucopénie
Obsidienne : arthrose cervicale
Orpiment : coxarthrose
Pyrite de fer : colibacilloses à répétition
Pyrolusite : allergies de toute nature, aphtose
Rhodonite : insomnies
Scorodite
Stibine : bronchorrhées chroniques, dilatation des bronches, emphysème
Tourmaline lithique : action tranquillisante dans les états dépressifs
Trachyte : toux quinteuse et coqueluche
Ulexite : aphtose, rhino pharyngites à répétition

Ces dilutions de roches, sont en principe utilisées à la 8 DH, essentiellement sur conseil médical.

***

Depuis toujours l'homme en quête de guérison et d'immortalité, eût recours à la **pierre**... ainsi

La pierre philosophale (Azoth) des alchimistes pouvait réaliser la transmutation des métaux en or ou en argent.

Sa préparation était secrètement réservée aux seuls initiés.

Elle nécessitait l'intervention des corps célestes, supposait une grande connaissance et faisait parfois appel à la révélation divine.

La pierre philosophale avait le pouvoir de guérir les maladies et de prolonger la vie humaine.

De même qu'elle avait le don d'ennoblir les métaux, elle possédait aussi celui de purifier l'homme et conférait à celui qui la détenait la clef de la sagesse.

De nos jours encore, à travers elle, certains hommes sont toujours en quête de la même immortalité.

***

La **pierre** précieuse, évoque une série de minéraux recherchés pour leur beauté et leur dureté, et transformés au terme d'une longue et délicate élaboration, en objets ornementaux.

Les propriétés qui distinguent les différentes pierres précieuses sont : la dureté, la couleur, l'indice de réfraction et la biréfringence qui en découlent enfin l'éclat qui est synonyme de pureté.

***

L'apôtre Pierre Simon, chef de l'Église apostolique est celui sur lequel le Christ a bâti son Église :

"Tu es Pierre et sur cette **pierre** je bâtirai mon Église"

***

Pierre d'angle, point de départ de toutes ces constructions qui de nos jours encore, font l'admiration de tous, lorsqu'on évoque l'harmonie architecturale et vibratoire de ces lieux saints.

Ceux-ci construits avec le savoir-faire intact des bâtisseurs de cathédrales et selon les lois harmoniques qui soutiennent et animent l'univers ; deux arts principaux représentent au moyen âge les deux phases du souffle divin :

L'art Roman étant l'inspiration

L'art Gothique étant l'expiration.

***

TABLEAUX

DE

TRAVAIL

TABLEAU DU SPECTRE DES ONDES DE FORME

-:-:-:-:-

permet d'estimer la qualité d'un lieu
- à polarité positive (*magnétique*)

ou

- à polarité négative (*électrique*)
et de connaître les radiations des ondes du spectre.

-:-

Faire girer le pendule au-dessus du cercle du bas, attendre qu'il oscille dans la direction (pol. +) ou (pol. -)

Ensuite faire girer à nouveau le pendule dans le 1/2 cercle correspondant à la polarité trouvée afin de délimiter la zone des ondes du spectre.

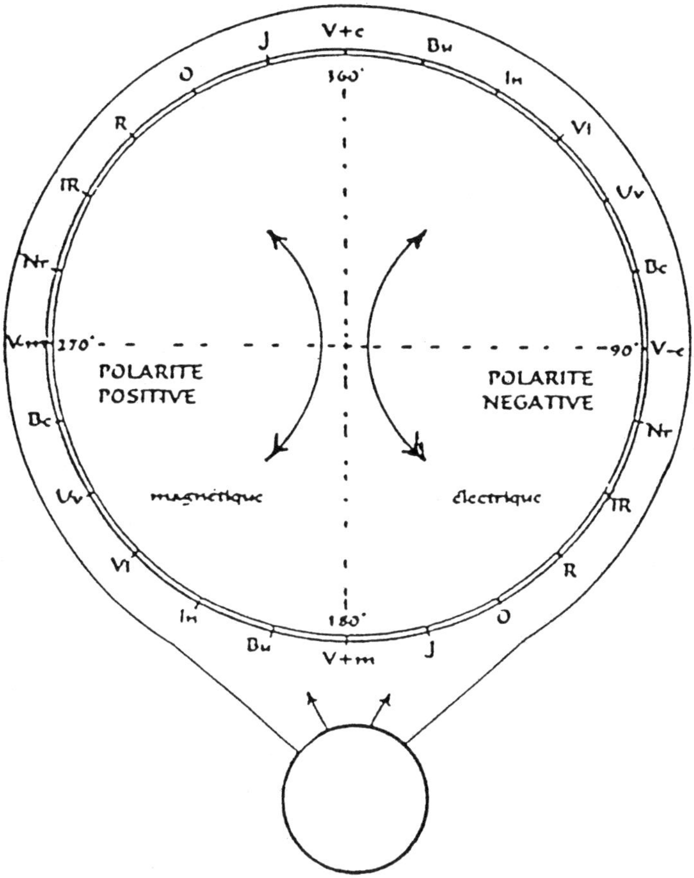
V+c
J
Bu
O
In
360°
R
Vl
IR
Uv
Nr
Bc
V-m
270°
90°
V-e
POLARITE
POSITIVE
POLARITE
NEGATIVE
Bc
Nr
Uv
magnétique
électrique
IR
Vl
R
In
O
180°
Bu
J
V+m

BIOMÈTRE DE BOVIS

-:-:-:-:-

- permet d'apprécier le taux vibratoire d'un lieu, et de tout être vivant -

Lancer le pendule en giration à partir du centre attendre que celui-ci prenne la direction de la mesure recherchée.

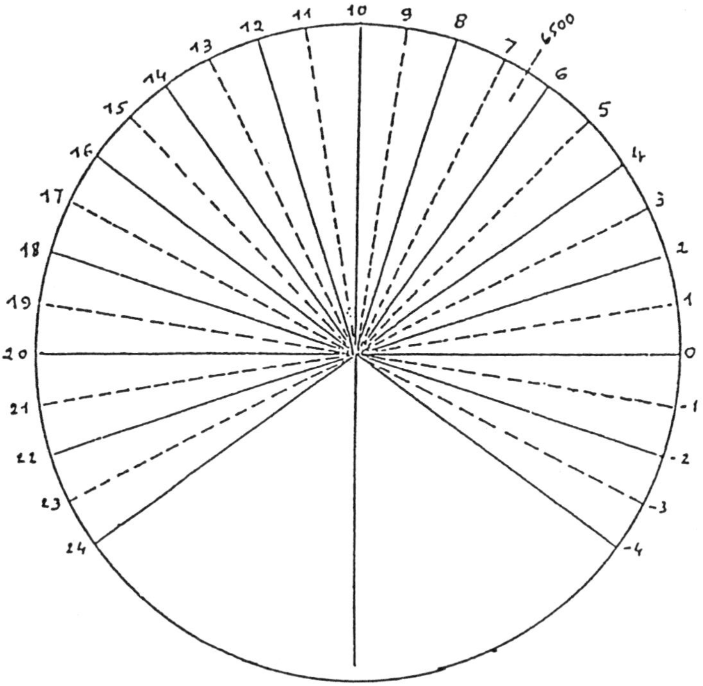

10
9
8
7
6500
6
5
4
3
2
1
0
-1
-2
-3
-4
11
12
13
14
15
16
17
18
19
20
21
22
23
24

CADRAN Moins & Plus

-:-:-:-:-

- permet d'évaluer l'importance de la polarité en présence
  polarité plus *(magnétique)*
  polarité moins *(électrique)*

- permet de quantifier les valeurs en bonnes (+) ou mauvaises (-) énergies de n'importe quel élément mesurable.

Lancer le pendule en giration au centre du 1/2 cercle, il se dirigera soit sur la plage **plus** - soit sur la plage **moins** et en indiquera la valeur.

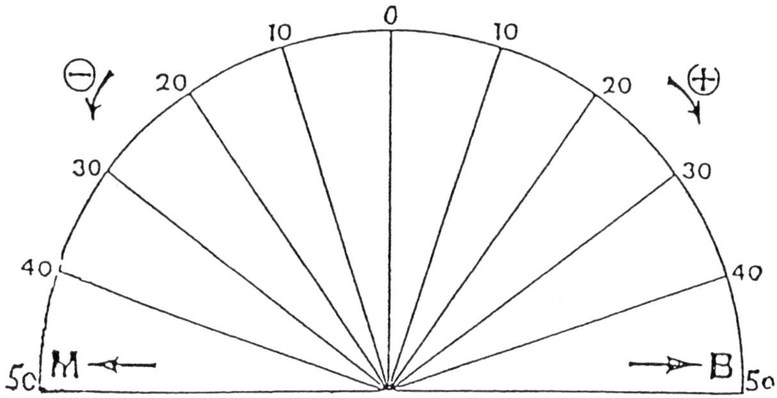

0
10
10
20
20
30
30
40
40
50
50
M
B

CADRAN COSMIQUE

-:-:-:-:-

- permet de tester le pourcentage d'énergie cosmique -

Lancer le pendule en giration au-dessus de l'étoile

le chiffre indiqué par la direction prise par le pendule sera le pourcentage d'énergie cosmique recherchée.

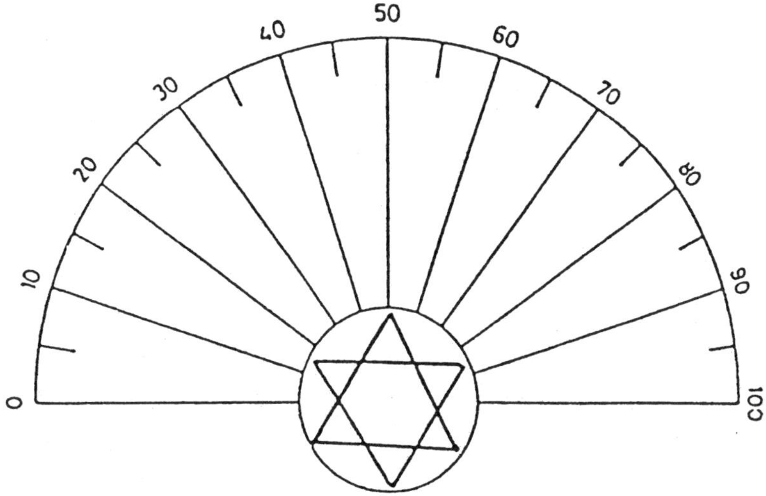

0
10
20
30
40
50
60
70
80
90
100

TABLEAU TELLURIQUE

-:-:-:-:-

- permet de tester le pourcentage d'énergie tellurique -

Lancer le pendule en giration au-dessus du carré

le chiffre indiqué par la direction prise par le pendule sera le pourcentage d'énergie tellurique recherchée.

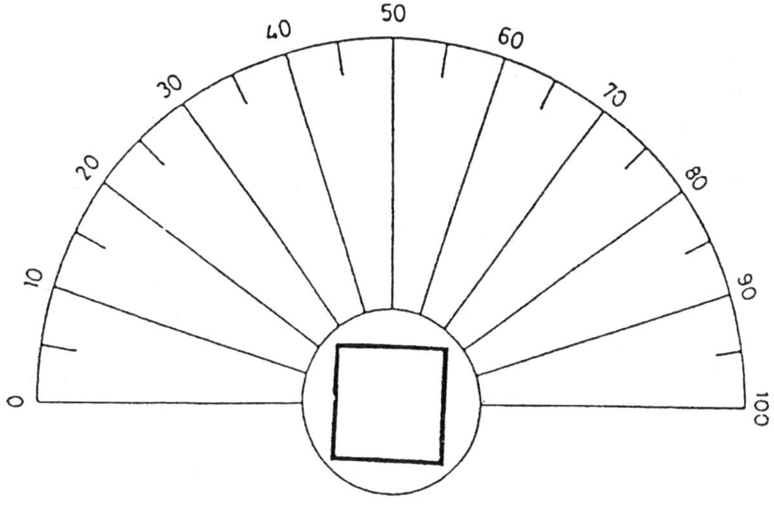
0
10
20
30
40
50
60
70
80
90
100

TABLEAU DE POURCENTAGE

-:-:-:-:-

- permet d'apprécier toutes valeurs utiles -

Lancer le pendule en giration au centre du demi-cercle attendre qu'il oscille sur la valeur recherchée.

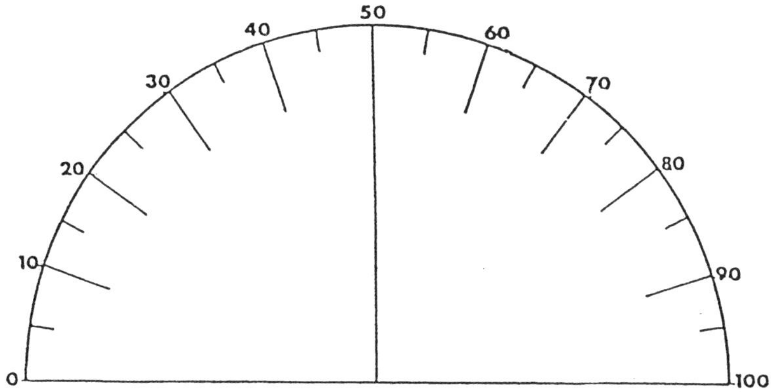
0
10
20
30
40
50
60
70
80
90
100

BIBLIOGRAPHIE

B. Babonneau - B. Laflèche - R.R. Martin
"Traité de géobiologie."
(L'Aire 1987)

J. Charron "l'homme et l'univers"
(Albin Michel 1974)

A. Bélizal - P.A. Morel "Physique microvibratoire"
(Desforges 1976)

G. Altenbach - B. Legrais "Habitat et santé"
(Cosmitel 1988)

R. de Laforest "Ces maisons qui tuent"
(Robert Laffont 1972)

R. B. Dutheil "La médecine superlumineuse"
"L'homme super lumineux"
(Sand 1990 - 1992)

J. La Maya "La médecine de l'habitat"
(Dangles 1983)

B. Merz "Hauts lieux cosmo-telluriques"
(Georg 1983)

P. Trilloux "Guide de l'art roman"
(Dervy 1993)

J Ch. Fabre "Maison entre ciel et terre"
(Arista 1987)

Dr. Milan Rilz "Votre perception extrasensorielle"
(Ed. du jour 1976)

J.J.Beinet "Les I.M.A.O."
(Europe officine 1972 épuisé)

J. Guitton "Dieu et la science"
(Grasset 1991)

R. Pancréach "Vers une radiesthésie du 3° millénaire"
(Desforges 1986)

A. Elbaz "Le pouvoir de traverser les cieux"
(A. Elbaz 1984)

A. Bailey "La guérison ésotérique"
(Lucis trust 1976)

D. V. Tansley "Chakras rayons et radionique"
(G. Trédaniel 1984-1994)

Enrichissement typographique
achevé d'imprimer par :
IMPRIMERIE DE LA MANUTENTION
Mayenne
Septembre 1999 – N° 272-99

Dépôt légal : 3e trimestre 1999